Winco農法 5.0
跨領域之創新農業
醫療級食物 / 食物藥
Nutraceutical 的時代
已經來臨

作者／ 許瑞雄
Winco / 硒鍺先生

機械製造 / 農業 / 生物科技 / 營養學
4 大領域【跨領域整合】

一本天方夜譚顛覆時代奇書

一本天方夜譚顛覆時代奇書。

本書就是在述說硒鍺先生如何跨領域創新改善世界人健康的故事。

如何地球村就是長壽村？如何開工廠不要錢？
如何三張紙賺美金100萬元？
這是一部非常精彩的天方夜譚的故事哦！

硒，鍺；癌細胞最怕的元素。
硒Se是冬蟲夏草的主要成分，鍺Ge是人參的主要成分，
每天由食物攝取硒元素與鍺元素，是養生好方法。

治療新冠肺炎COVID-19有二種選擇：
口服藥與食物藥Nutraceutical
你選擇誰呢？

岩鹽，液態海水螺旋藻，硒元素，鍺元素的功能解說
食物藥Nutraceutical普及之日，人類壽命120-150歲之時。
解決農業四大危機的曠世發明：開創人類健康長壽的奇跡
許瑞雄/Winco/硒鍺先生

跨領域創新
之
時代
已經來臨

三篇理論。三個逆轉。三大驚奇。三個天方夜譚的故事。

如何贏在健康，營養均衡不生病，活百二？

Food is Medicine=Food Medicine=食物藥=營養製劑
Nutraceutical

跨領域創新的時代機會是什麼？

Winco千倍成長法則是什麼東東？

Winco 農法 5.0：台灣水稻每年採收6次，東南亞7次；
不是天方夜譚的故事哦！

專家說：「萬病一因」，也說「萬病一藥」，是真的嗎？

研究細胞的營養是新的醫學。

機械+螺旋藻+水稻+硒鍺鉻鋅=量產超級食物營養素
（自動化）（生物科技）（農業）（營養學）（醫療級食物＝食物藥）
=4個領域的跨領域整合=硒鍺先生的勝利方程式

本書轟轟烈烈精彩的「天方夜譚」大結局是什麼？

有請大家去推理想像哦！

但是，Winco要特別聲明：

跨領域創新，逆轉：我消滅你 與你無關 哦！

許瑞雄/Winco/硒鍺先生

要健康很簡單，就這麼做錯不了

呂應鐘

我從民國六十九年開始研究超心理學，四十多年來，又導入心靈科學與生死學，以及分析心理學家榮格的理論，加上多年來的靈性體驗，相信宇宙冥冥中自有非常巧妙的安排。

二〇〇〇年，老天爺安排讓我得了鼻腔腫瘤，親身體會化療放療的痛苦，然後積極研究自然醫學，次年出版《我的腫瘤不見了》書中，就有專節提出「微量元素硒與鍺」的重要性。

因此從二〇〇一年起一系列的巧合安排，讓我陸續積極研究Orthomolecular Medicine（分子矯正醫學）與Nutraceutical（營養醫學），把這兩種學理搞得非常清楚，後來又加上能量、頻率、量子論、信息論等，整合成自己創新的身心靈合醫學（Trinity Medicine），在二〇一五年還得到加拿大中醫藥文化節頒給「自然醫學創新理論科學家」獎。

二十年來個人出版十三部抗癌、健康、養生書籍，每一本都會談到前段的主題內容，而且也將百年來學術文獻與外國國家級的研究報告做總整理，結論就是：現代人多

病就是缺乏正確的營養素。也就是說細胞得不到需要的營養素。

可是，大家在市面上應該都聽到「現代人營養過剩」的說法，因為現在物質豐盛，想吃什麼都有，怎麼會營養不足？事實上也就是「營養過剩」這個錯誤的觀點，導致現代人多病，簡單的說，雖然飲食豐富，但是食物中缺乏多種維生素與礦物質。

多年來很多場次的演講，或是在自然醫學學術會議發表論文，我都會解析現代人多病的原因，並告訴大家要最起碼要多多正確攝取胺基酸、維生素C和B、礦物質鈣和鎂、微量元素硒和鍺，能夠做到的話，健康程度一定提高，很多疾病自然消除。

可是總令我很孤單，二十年來，還沒有看到醫師和營養師也能夠進入這個領域。西醫師每天都只會忙碌的診斷病人、忙碌的開藥。可是，有沒有把病治好？

我曾於二〇一八、一九年間到大陸住過八個月，就在超市看過富硒米之類的商品，真是進步呀，知道微量元素硒的重要性。可是，回到台灣，也到超市去找過，竟然沒有，難道台灣糧食廠商根本不知道這些微量元素的重要？台灣太落後吧。

去年，大千出版社梁社長送我一罐《稻中寶》，裡面竟然含有硒鍺鉻鋅，一看大為高興，台灣終於有了這麼好的食品嗎？

今年大年初五，與梁社長和一家公司董事長聚餐，梁社長又帶來一些硒鍺產品的ＤＭ，一看大為高興，裡面講

的就是我二十年來提倡的學理，難道又是上天巧妙的安排嗎？

許瑞雄董事長把Nutraceutical稱為「食物藥」，讓我眼睛一亮，這個英文名詞最好的翻譯應該是「營養藥物」，但不敢用，於是改為市面慣用的「營養醫學」，但總是覺得不貼切。如今看到「食物藥」，拍案叫絕！是的，食物就是藥物，古自然醫學先哲早就說過。

在梁社長安排下，和許董見面了，又是上天巧妙的安排，許董看到我的名片，很高興地說「正要找我」，因為幾年前看了我的自然醫學書，說我是他的啟蒙老師。

許董談及他將「機械製造＋生物科技＋農業＋營養學」做了跨領域整合，很對我胃口，因為自己也是一位跨領域整合的人物，美國亞馬遜網路書店一本中英文對照的《成功源自解決疑難：二十篇台灣精英成名史》，書中的標題就是「整合開創大師呂應鐘教授」。

許董又說他的技術，每年水稻可以採收六次，每次每平方米約可以採收有機硒鍺米十公斤，等於每公頃一百公噸。一聽之下，我就成為驚奇超人了，有這麼厲害，因為小時候是農家，也下過田，知道水稻一年只有二收，能達到六收，堪稱世界第一呀！

本書提到「人類的健康危機、糧食危機、勞力危機、缺水危機」，確實如此，相信很快大家就能遇到。回想二〇一一年時幫一些關於二〇一二年末日議題要出版的書寫序時，我就大言未來會有「醫療危機、農業危機」，此次疫情就讓西式醫療現出困境，而疫情帶來全球港口的塞

港，嚴重影響各種物品的運輸，糧食與石油價格大漲，一定導致通貨膨脹。

至於「勞力危機、缺水危機」，我要加上「缺電危機」，已經逐漸在台灣上演了，台灣年輕人力都不願做勞力工作，只好引進大量外勞，這樣下去，不出十年，台灣勞動市場將嚴重失衡。「缺水」與「缺電」更不用談了，今年夏天就會面臨。

我們都早就看出會有諸多危機發生，不知台灣政府有沒有未雨綢繆呀！

最後要談到難得的一樣產品，又要說是上天巧妙的安排了。這些年，我在台灣全我中心推廣量子態細胞分子矯正營養藥學的課程，早就知道螺旋藻的好用，但是市面上找不到好產品。

結果，許董也帶來好消息，他就有「液態海水螺旋藻」，是藻泥態，富含硒、鍺、鉻、鋅等多種微量元素，強調沒有加工、最純、最原始、沒有難聞的藻腥味，又可以在四十度以下溫開水中溶解成綠色螺旋藻汁來喝，或與四十度的豆漿、牛乳、硒鍺米漿一起混合喝。

完全符合我堅持的細胞分子矯正營養學理，絕對要買來一天一粒食用，一定會讓已經七十五歲的我看起來只有五十多而已，達到我「呷百二」的目標。

很高興許董能為大家生產出如此精讚的食品，也希望這本書能夠大賣，造福有識台灣人。

當仁不讓，欣以為序！

「硒鍺先生」許瑞雄的「Food is Medicine」

薛維中（臉書社團「同樂會」創社版主）

西方醫學之父希波克拉底（Hippocrates，西元前460年～前370年）曾說：「讓食物成為你的藥物，你的藥物就是你的食物」（Let food be thy medicine, and let medicine be thy food）。

曾幾何時，西方主流醫學開始走上了「看檢驗報告，開立（化學藥物）處方簽」的道路。

然而，想要改善或根治「慢性疾病」，依靠著「處方簽」，真能反轉漸趨失衡的身心嗎？醫學，應該要重視的，永遠是「實證」。

身處在二十一世紀的我們，是否還有另一條路徑可以選擇？例如，回歸「西方醫學之父」所重視的「食物癒身學」，或是21世紀的「分子矯正（營養）醫學」？

「硒鍺先生」自幼成長於「從事機械製造」的家族裡。憑著自身的智慧與努力，一路從基層開始，慢慢的將

家族事業從原來的小工廠規模，擴展為橫跨二岸、經營過十家包括紡織機械、CNC電腦工作母機…等的大型機械製造集團。

在數十年的中國企業經營與生活裡，因為天生的好奇心、敏銳的觀察力，以及對於「養生」相關資訊原本就特別感興趣的他，注意到了中國科技最高學術機構～「中國科學院」對於中國「長壽之鄉」進行過全面的調查與研究，並進一步發現，在空氣、水資源等自然環境條件相同的情況下，只要土壤和食物中的「硒含量」特別高的鄉鎮，通常擁有著較多的「長壽老人」。如有「世界第四大長壽村」之稱的中國廣西巴馬縣，土壤富含「硒元素」，當地百歲人瑞特別多，且他們的血硒含量是一般人的3倍以上。

硒，英文「Selenium」的原義是「月亮女神」，它是西藏（青藏高原）「冬蟲夏草」的主要關鍵營養礦物質成份，亦是長壽之首要元素。人體如果缺少硒，會造成～自體抑制腫瘤（免疫調節、抗氧化、抗感染）功能會下降；抗氧化之母～穀胱甘肽也不易形成，以致於無法抑制「自由基」形成、無法啟動細胞凋零與修復；「碘」的吸收效能會大幅降低，進而影響人體新陳代謝功能。

因此，「硒」也被稱為「抗癌之王」。

此外，實驗精神超強的「硒鍺先生」，在多年來博覽群書、研究各式有機農法，並以「神農嚐百草」的願力研究各種對人體有益的礦物元素，亦進一步發現了「鍺」（Germanium）的重要性。

鍺，是「野生人參」的主要關鍵營養礦物質成分，可以顯著的提升細胞活性、有效的調節自律神經、充實人體所需要的能量，並轉化、平衡人體的內部精微組織。例如～出自於元代名醫葛可久《十藥神書》（刊於1348年）的「獨參湯」，就是扶危救急、大補元氣的代表方藥。

在經過多年的探查、實驗、研究、歸納與總結之後，「硒鍺先生」發現，由日常飲食補充硒（Se）與鍺（Ge），是養生的最佳方法。

自此，深具創新能力的「硒鍺先生」，開始選用由無污染喜馬拉雅山岩鹽稀釋過後的優質好水當做「灌溉水」，透過使用Winco農法，成功的在宜蘭種植出富硒富鍺的有機米，以及有機高山茶。而今，更欣聞「硒鍺先生」在多年來的研究，陸續推出一系列富含硒、鍺、鉻、鋅……等微量元素的「稻中寶」有機米糠後，終於成功養殖海水螺旋藻，這是人類精美的原生態食物，全面性的補足人體所需的多種氨基酸、維生素和礦物質。

多年來，「硒鍺先生」的發願與創新，一直造福著「同樂會」裡所有追求「健康生活、優雅慢老」的同學們。包括我自己與家人們，日常生活裡也只以富硒鍺的有機糙米、米糠麩與有機高山茶相伴。因為，裡面有著「硒鍺先生」對台灣這塊土地、對人們滿滿的愛。

　　謝謝您的用心，硒鍺先生。

ABC+BNI= 響亮「Winco 硒鍺先生」品牌

BNI 人脈達人阿寶哥

2009年12年2日應經濟部商業司之邀在世貿中心演講後，立即收到一位聽眾的來信，分享聽講後的收穫與行動：告訴我以後要用「Winco」這個好記的英文名字來取代「瑞雄兄」，因為名字易記好稱呼，是成功的第一步！

透過「ABC黃金人脈經營法」，我每個月寄出一封電子郵件照亮未曾再見面的「Winco」持續八年之後，Winco知道我長期在BNI商務平台幫助各行業組建商務合作團隊，主動來信希望我安排參訪BNI分會，之後就加入巨亮分會成為會員，在BNI機制與數十位異業的會員夥伴建立信任關係，引薦背後人脈：出版這本書的城邦出版集團，是由BNI巨亮分會的談判溝通業代表鄭立德講師引薦，為本書寫序的臉書社團「同樂會」創社版主薛維中，也是由立德講師引薦，並已創造出上百萬元的硒鍺產品通路。

我最敬佩「Winco 硒鍺先生」的就是已經75歲的高齡，仍對事業充滿願景、充滿熱誠，一跟他見面，總是炯炯有神的談起「解決農業四大危機的曠世發明」，並希望

透過BNI國際商務引薦平台，建立可以創造市值百億美元的企業，把技術輸出到全世界！

在 BNI 籌組 Power Team 協力團隊：健康食品通路協力團隊、團購主協力團隊、福委會協力團隊、網路行銷服務團隊、海外運輸通關服務團隊⋯正是可以加速完成「Winco 硒鍺先生」實踐事業藍圖的最佳方案。

透過「ABC黃金人脈經營法」相同的概念，「Winco硒鍺先生」已透過「Action立即行動」出版本書，透過本書「Bright照亮」所有讀者，接下來「Continue持續」行動與照亮，再充分運用BNI國際商務引薦平台建立「Power Team 協力團隊」，相信將這項「解決農業四大危機的曠世發明」將會造福全世界，也響亮「Winco 硒鍺先生」品牌。

ABC 黃金人脈經營法發明人
BNI 台北市中心區執行董事 ABoCo 沈寶仁

近代醫學之父希波克拉底

Hippocrates（西元前460-359）說：

把你的食物當成你的藥，如此，

你的藥就是每日的飲食。

Let your food be your medicine

and your medicine be your food.

又說：

食物既是醫藥。

Food is Medicine.

=============================

硒鍺先生說：

超級食物營養素/醫療級食物/食物藥

的時代已經來臨，

它是未來的主流醫學。

Mr.Sege said：

The Age of Super Food Nutrition/

Medical Food (Nutraceutical) Has come,

It Will Become

the Mainstream Mcdicine in the Future.

免責聲明：

本書內容是純理論上的探討，重點在說明「跨領域」精準農業的技術，讓我們可以由日常飲食攝取人體需要的微量元素：硒鍺鉻鋅等，來改善人類的健康，文中有一些食用者的見證說明，只是單純的證明這些食物中微量元素的功能性，同時提供大家養生的參考，不是要宣傳產品，或取代醫療，生病還是要找醫生哦。

本書公開了富硒富鍺農作物對人類健康養生的秘密，希望引起世界農業與生物科技界的重視，帶動世界富硒富鍺有機農作物普及化，醫療級食物/食物藥Nutraceutical將成為世界人日常的飲食，改善了世界人的健康，那麼「地球村就是長壽村」的時代將來臨。

許瑞雄 /Winco/ 硒鍺先生

1）發表三篇理論

許瑞雄/Winco為現代社會實現Winco的理想，陸續發表三篇理論：

1) 機械製造業的聖經：地球村連鎖工廠的理論與實踐
2) Winco 農法 5.0（Winco Agritech 5.0）
3) 醫療級食物 / 食物藥 Nutraceutical 的時代已經來臨

感謝老天爺巧妙的安排，讓Winco看到了別人看不到的東西，發表了以上的三篇跨領域與跨時代的創新理論，也是三個世界創新的商業模式。

以上在說明一個新技術，新觀念的產生——「未知」，就可能「顛覆」，「逆轉」一個傳統的強大老行業——「已知」，或一個新的商業模式就誕生了。同時也證明了「未知」比「已知」的重要性。

Winco生長於從事機械製造的家庭中，緣自於爺爺的家族事業，Winco從小在鐵工廠玩耍長大，耳濡目染之下也進而培養出Winco對於機械的喜愛與興趣，讓Winco從小

就對於傳承有著莫大的使命，深深地影響Winco就學的方向。

　　一路從彰化初工到台中一中都依循著自我所設定的目標，無奈大學聯考卻因些微差距沒有考上甲組第一志願機械系（339分），最後落腳中興大學食品科學系（338分），本毫無相關的插曲卻怎麼也沒想到竟會大大地影響Winco的下半場人生。畢業後回歸家族事業體系任職，一路從基層學起到成為執掌公司的CEO，從事機械製造業38年(1971~2009)，將家族事業從一家小工廠陸續成為臺灣3家，大陸7家的大型機械製造集團，其中6家紡織機械工廠，2家CNC電腦工作母機工廠，2家紡織工廠，為台灣正積極所邁向的工業4.0目標，著實奉獻出不少心力與良好根基。

2）觀察力+好奇心+被騙的本錢

　　Winco在想Winco何德何能怎麼可能發表以上3篇的創新理論？

　　這跟我的觀察力與充滿好奇心的個性有關，再加上Winco有被騙的本錢，只要聽到朋友介紹的新產品，很容易相信它，就買來吃，但是Winco一定要有詳細的產品說明書才買，因此Winco吃遍了市場上各家的健康食品，也

都加入成為會員，但是我的重點是要進一步瞭解產品，對經營賣產品賺錢沒有興趣。

3）液態螺旋藻

　　就這樣老天爺巧妙的安排，首先記得在2004年7月的一個星期天，Winco到臺北市的象山爬山，在山上遇到一家美國的Re-Vita公司的幹部對我陌生拜訪，同時介紹該公司的產品：液態螺旋藻Liqua Spirulina給我認識，說明書上說他們的「液態螺旋藻」利用螯合（bio-chelating）的技術，含有46種人體必需營養素：8種必需氨基酸，18種維他命，20種礦物質，可以達到「營養均衡不生病」，這是「分子矯正醫學」Ortho Molecular Medicine的理論，我馬上被這個理論所吸引，奇怪Winco在中興大學食品科學系有上過「營養學」的課，但是怎麼沒有讀到這個理論，因此就馬上引起Winco的興趣，他們介紹說要健康，那麼每天要吃2條液態螺旋藻，每天補充46種必需營養素，一條60元，一天120元，一個月份吃一套60條3,600元，我算了一下，我與太太各一套，老爸老媽也要吃，因此我就一次買4套液態螺旋藻14,400元，沒有想到回到家裡，就被我太太與女兒一起嘲笑說，爬一次山就被騙1萬4千元，我看著「液態螺旋藻」的說明書對她們說，別吵別吵，假如這個每天由食物攝取46種人體必需營養素，就可以達到「營養均衡不生病」的理論是真的，那麼這是天大地大的事情。

4）「吃」出了我現在的健康知識

　　沒有想到Winco就這樣由吃「液態螺旋藻」入門，傻傻的吃了6年，每月吃1-2萬元，吃掉100多萬元，邊吃邊研究，也同時聽了300多個不同食用者的見證，這證明了「營養均衡不生病」理論是真的，怎麼幾百個人不同的疾病，在吃了含有46種必需營養素的「液態螺旋藻」後，都可以改善健康，世界上真的有這樣的事，這個事實就強烈的引起Winco的好奇心與求知欲，同時也大量的閱讀相關的書籍，最後竟然「吃」出了我現在的健康知識，可以寫這一本書，分享大家如何跨領域創新，如何實現「分子矯正醫學」理論：營養均衡不生病，那麼健康活百二的時代已經來臨。

5）要大量的種植出「萬噸級」的有機農作物，「無解」，怎麼辦？

　　Winco在2009年5月結束了我上海「中一機械有限公司」生產製造「無梭織布機」與「CNC電腦工作母機」的業務，只留下貿易部門的業務至今；回到臺灣後，與朋友一起到附近的臺北市信義社區大學學習有機農耕的課程，修了3學期後，與朋友在宜蘭三星鄉種植有機蔬菜與有機水稻，務農是非常辛苦的工作，由於有機蔬菜種植過程中不使用農藥，因此往往辛苦種植的有機高麗菜，還沒有長

大，就已經被害蟲與鳥吃光光了；種植水稻更辛苦，9年前66歲開始，每年都下水田人工除草，剛開始種植水稻的基本功技術沒有作好，往往這個星期除草了，下星期草又生長回來，除草除不完，滿頭大汗，非常辛苦，肥料都給草吃了，草生長得比水稻還高，農業真不是人幹的，好不容易水稻要採收了，又忽然說颱風要來了，非常的擔心，颱風過後水稻倒伏一片，才真正體會到農業是靠天吃飯的事業；難怪現在農業沒有人要搞，因為不能賺取基本的生活費，因此現代的有機農耕，美其名說：樂活，自我安慰，但是生活是現實的，因此若種植有機農耕的人太少，市場都是賣農藥生長的農作物食物，大家天天都在吃農藥，因此癌症病人越來越多，怎麼辦？現代的農業，可以說沒有農藥，要大量的種植出「萬噸級」的有機農作物給世界的人吃，目前可說「無解」，怎麼辦？

6）4個領域的跨領域整合

在親力親為的實作過程中，為了解決以上的問題，Winco以前從事機械製造38年，開過10家工廠，花了幾億的學費，在臺灣與中國生產製造紡織機械與CNC電腦工作母機，研究自動化，無人化的彈性製造系統Flexible Manufacturing System的技術有相當的心得，因此無形中頭腦慢慢的浮現出水稻自動栽培系統的架構，剛開始非常非常的模糊，完全無中生有，這是將水稻各個生長要素，生

長階段流程的大「整合」的系統設計工作，經過了8年多的時間，逐漸設計形成水稻自動化有機農耕的8大生產系統，這是1）機械製造+2）生物科技+3）農業+4）營養學4個領域的跨領域整合，這應該是世界上第一個水稻自動栽培「農業5.0」的技術；水稻3個多月的生長期，目前臺灣每年有機水稻可以採收2次，每次每公頃可以採收有機米5公噸，東南亞可以採收3次，但是依據以上「Winco 農法 5.0」的理論與技術，每年水稻可以採收6次，每次每平方米約可以採收有機硒鍺米10公斤，等於每公頃100公噸，生產量約是傳統農法的20倍，這不是變魔術，因為這是世界首創的高科技自然農法，也是有機農耕的一個「種植平臺」。以上的新技術Winco要申請臺灣與美國的世界發明專利，因此在取得專利前它的操作原理與生產流程，本書不能說太清楚講太明白，請大家諒解。

特斯拉的無人駕駛電動車技術，未來會與低軌道的衛星跨領域整合，由低軌道的衛星來控制無人駕駛電動車，將是世界第一；因此，以上的1）機械製造+2）生物科技+3）農業+4）營養學4個領域跨領域整合的「Winco 農法 5.0」，將也是世界第一。

談機械製造，世界的專家多的是，談生物科技，談農業，談營養學世界的專家也多的是，Winco全部是半路出家，但是談1）機械製造+2）生物科技+3）農業+4）營養

學4個領域的跨領域整合，Winco肯定是世界級的專家。

7）Winco 農法 5.0

以上「Winco 農法 5.0」改變了人類千年來水稻農耕的技術，由勞力密集進化到資本密集與技術密集，可以解決目前農業的四大危機：
1）人類的健康危機
2）人類的糧食危機
3）農業的勞力危機
4）農業的缺水危機

由於「Winco 農法 5.0」是「精準農業」的技術，可以大量的種植有機的功能性食物給世界的人吃，例如：有機硒鍺鉻鋅米，硒鍺鉻鋅胚芽米糠麩，硒鍺鉻鋅高山茶，有機硒鍺鉻鋅蔬菜，水果，這些都是「超級食物營養素」，「硒Se」元素是冬蟲夏草的主要成分，「鍺Ge」元素是人參的主要成分，那麼以上的富硒富鍺富鉻富鋅食物不就是「醫療級食物」/食物藥Nutraceutical嗎？因此我們由日常的飲食就可以攝取硒，鍺，鉻，鋅等「醫療級食物」/食物藥Nutraceutical，可以大大的改善世界人的健康，這是人類養生的重大突破。

岩鹽+「硒Se」元素+「鍺Ge」元素+「液態海水螺旋藻」+機械製造自動化技術 跨領域創新，構成「Winco 農

法 5.0」的五大要素，實現了「地球村就是長壽村」的結果，這些都是非常精彩的故事哦！

8）醫療級食物/食物藥Nutraceutical

硒鍺先生 說：醫療級食物/食物藥的時代已經來臨，它是未來的主流醫學。

以上 機械製造（自動化）+螺旋藻（生物科技）+水稻（農業）+硒鍺鉻鋅（營養學）=4個領域的跨領域整合=量產「醫療級食物」/食物藥Nutraceutical就是Winco的勝利方程式，Winco在9年前（2013年）66歲時沒有想到在結束了38年(1971～2009)的機械製造事業後，竟然重新開啟了Winco事業的第二春，這是「跨領域創新」的時代機會；俗話說：一支草一點露，每一個人頭上都有一片天，這是真的。

Winco以上的求知成長過程，給大家參考，並請大家提出批評指教，大家知識相交換是非常愉快的事情，Winco一定非常感激。Winco也祝福大家發掘出大家頭上的一片天，創造出每一個人獨特的成功模式，先成就了自己，再進一步服務社會大眾。

一本 天方夜譚 改變時代 奇書

1）跨領域創新之時代已經來臨

一本時代即將發生的天方夜譚，我消滅你，與你無關的真實故事。不是科幻小說。

本書就是在述說：硒鍺先生如何跨領域創新改善世界人健康的故事。

如何地球村就是長壽村？如何開工廠不要錢？如何3張紙賺美金100萬元？

這是一部非常精彩的跨領域創 新天方夜譚的真實推理故事喔！

人生就是不斷的「1變0」「0變1」的過程。

假如每一個人都嘲笑你說的話都是天方夜譚，那表示你就是獨特的人，那麼你的機會就到了哦！！

這是很高境界的生活體會的結晶，本書就好像是一部在述說：如何跨領域創新？如何健康養生？的社會大學的一本推理故事書。非常精彩哦！

現代人要具備跨領域創新的智慧，才容易生存，那麼本書就是你學習跨領域創新的實例解說，因此請大家不要被本書的名字嚇到了，本書不談技術，請大家以輕鬆的心情，聽Winco/硒鍺先生 社會大學工作學習50年心得的經驗故事，述說給大家聽。可能你不懂機械，不懂農業也不懂營養學，你也可以跨領域創新的心情讀讀看，不要一開始就設定自己不懂，嘗試動動自己的大頭腦去推理一下，這也是一種樂活喔，本書故事說的都是非常簡單的推理，只要你知道1+1=2，就一定可以看得懂，那些天方夜譚的故事都是有道理的，當你看懂了，會有一股成就感的喜悅喔！

　　首先經由跨領域創新的技術，由機械製造業的聖經：地球村連鎖工廠的理論與實踐 說起，因為彈性製造系統的技術，生產週期如何由90天「逆轉」到3天，這是Winco「破解」的第一個「逆轉」；再說到「Winco 農法 5.0」，台灣水稻如何每年採收2次「逆轉」到每年採收6次，這是Winco「發現」的第二個「逆轉」，這個方法要申請台灣與美國的世界專利。有機水稻每次採收的生產量，如何由每公頃5公噸「逆轉」到每平方米10公斤，折合每公頃100公噸，若打對折50公噸，也是不得了的生產量；因為採用蒸汽殺蟲除草，農藥的時代再見了，因此「Winco 農法 5.0」同時解決了人類的4大危機：1）人類的健康危機，2）人類的糧食危機，3）農業勞力危機，4）農業缺水危

機；再說到生物科技液態海水螺旋藻，如何實現分子矯正醫學理論：營養均衡不生病，再說到營養學：硒Se元素與鍺Ge元素，以上不斷的跨領域創新，最後創造出超越分子矯正醫學理論的食物：硒鍺液態海水螺旋藻，它是超級食物營養素/醫療級食物/食物藥Nutraceutical。

再說到經由地球村連鎖農場的實現，硒鍺液態海水螺旋藻食物將普及化，它的培養液，稀釋100倍，也正是各種農作物的超級肥料，也是雞，鴨，貓，狗，豬，牛，羊等家畜喝硒鍺海水螺旋藻培養液，攝取硒鍺元素，提高動物的免疫力，減少濫打抗生素的方法；以後世界各國硒鍺穀物，硒鍺蔬菜，硒鍺水果，硒鍺茶葉，硒鍺咖啡，硒鍺啤酒，硒鍺葡萄酒，硒鍺雞蛋等各種的富硒富鍺有機功能性農產品也必然普及化，我們可以由日常的飲食攝取到硒元素與鍺元素，那麼可以推理出超級食物營養素/醫療級食物/食物藥Nutraceutical的時代已經來臨，實現了地球村就是長壽村的願景。那麼這個時代病人如何越來越多「逆轉」到越來越少，也就水到渠成了，這將是Winco「預見」的未來將發生的第三個「逆轉」，這對全體人類的健康是一件偉大的功德，這個時代充滿無限的可能。Winco在此特別說給大家聽，這個未來將發生的第三個「逆轉」：病人如何越來越多「逆轉」到越來越少的結論，正是由前面機械製造（自動化），Winco 農法 5.0，生物科技，營養學，跨領域創新的技術，一步一步演化而來的結果。

以上地球村幾百家連鎖工廠與地球村幾百家連鎖農場，當地生產，就地供應，理論上開工廠（農場）不要錢，因為智慧就是錢，本書中的「智慧頌」就是這麼說，這又是一個「天方夜譚」的故事。本書不說高深的機械製造與農業生產的技術問題，本書採用說故事的方式，將以上理論產生的背景，述說給大家聽，最後說到本書的結局就是：醫療級食物/食物藥Nutraceutical的時代已經來臨。

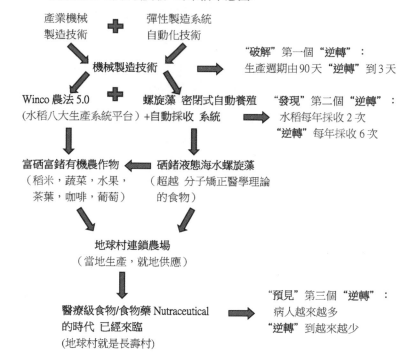

硒鍺先生 跨領域創新 的架構示意圖：

產業機械　＋　彈性製造系統
製造技術　　　自動化技術

機械製造技術

"破解" 第一個 "逆轉"：
生產週期由90天 "逆轉" 到3天

Winco 農法 5.0　＋　螺旋藻 密閉式自動養殖
（水稻八大生產系統平台）+自動採收 系統

"發現" 第二個 "逆轉"：
水稻每年採收 2 次
"逆轉" 每年採收 6 次

富硒富鍺有機農作物　←　硒鍺液態海水螺旋藻
（稻米，蔬菜，水果，　　（超越 分子矯正醫學理論
茶葉，咖啡，葡萄）　　　　的食物）

地球村連鎖農場
（當地生產，就地供應）

醫療級食物/食物藥 Nutraceutical
的時代 已經來臨
（地球村就是長壽村）

"預見" 第三個 "逆轉"：
病人越來越多
"逆轉" 到越來越少

Winco再說一次，請不要被上面的專有名詞嚇到了，這是一部非常精彩硒鍺先生如何跨領域創新改善世界人健康的推理故事喔！大家不妨也利用這個機會學習一下跨領域創新的實例解說，現看現懂喔。現代各行各業及各個工作崗位的生存競爭非常激烈，要混一口飯吃非常不容易，因此唯有跨領域創新才是立於不敗之地的解方。

由以上硒鍺先生 跨領域創新的架構示意圖，可以知道本書就是在述說硒鍺先生工作50年的心得，首先「破解」第一個「逆轉」：機械製造業生產週期如何由90天「逆轉」到3天，再來「發現」第二個「逆轉」：水稻每年採收2次，「逆轉」每年採收6次，最後「預見」第三個「逆轉」：病人越來越多，「逆轉」到病人越來越少；以上3個 「逆轉」，就好像是3個「天方夜譚」的故事，其實都是顛覆時代的奇跡。以上硒鍺先生先相信才看見，也請大家不要懷疑哦。因此本書的結論：醫療級食物/食物藥Nutraceutical的時代已經來臨，是可實現的。

以上就是硒鍺先生 社會大學跨領域創新 連串的天方夜譚的真實推理故事，如何地球村就是長壽村？如何開工廠不要錢？如何3張紙賺美金100萬元？非常精彩哦！

因此，硒鍺先生 又說：跨領域創新之時代已經來臨。

2）跨領域之創新農業

本書本來的書名是：超級食物營養素是未來的主流醫學，但是要證明以上的論點，Winco一定要將形成這個理論的過程說明清楚，才能夠取信於大家，否則很難寫下去。

那麼就要先談到Winco發表的3篇理論：
1)機械製造業的聖經：地球村連鎖工廠的理論與實踐
2)Winco 農法 5.0（Winco Agritech 5.0）
3)醫療級食物/食物藥的時代已經來臨

在瞭解了以上Winco的2篇理論後，最後才能證明：醫療級食物/食物藥的時代已經來臨。但是談醫療級食物/食物藥，先後談到「機械製造」，也談到「農業5.0」，原來我們已經來到「跨領域創新」的新時代；「跨領域創新」是現代製造業，服務業出奇制勝的生存之道，或勝利方程式。例如：律師+會計師；律師+專利；會計師+財務；會計師+跨國服務；或地政士+網站設計師+律師+會計師+專利+財務+跨國服務，那麼這一定是生意鼎盛的地政事務所，律師事務所，或會計師事務所，或專利事務所，或網路公司，因為他們都是「跨領域整合創新」的公司。以上正是BNI主張改變世界做生意方式的一個非常成功團隊的服務業「跨領域創新」Power Team範例。不同的行業，大家互相介紹生意，壯大彼此的事業，現在各行各業都是

非常競爭的時代，要混一口飯吃還真的不容易，因此本書的「跨領域創新」理論正好與BNI Power Team模式不謀而合，「跨領域創新」團隊的力量當然比個人或斜槓的人才力量大，而且容易事業成功，這正是以上說的出奇制勝的生存之道，或 勝利方程式。

因此本書的書名，就由「超級食物營養素是未來的主流醫學」更正為：超級食物營養素與跨領域整合二個主題；但是這樣又覺得怪怪的，因為本書重點也談到創新農業的發展趨勢，因此本書的名字最後再更正為：跨領域之創新農業——超級食物營養素生醫界的新顯學；雖然本書的名字繞了2個彎，但是最後的重點結論，還是回到原來的主題，就是要證明：超級食物營養素是未來的主流醫學。但是因為本書所謂的「超級食物營養素」都含有人體需要的微量元素硒，鍺，鉻，鋅等，有食療的功能，也就是「醫療級食物」（MedicalFood）＝食物藥（Nutraceutical），以上是生物科技精準農業的技術，全部依據「Winco 農法 5.0」的理論所種植出來，以後富硒富鍺富鉻富鋅的「醫療級食物」/食物藥（Nutraceutical）將變成日常的飲食，因此本書的書名，最後繞了3個彎變更為：

Winco 農法 5.0：
跨領域之創新農業——醫療級食物/食物藥（Nutraceutical）的時代已經來臨。

因此，本書顯然有2個主題，分列本書的封面：

主題1：跨領域創新之時代已經來臨。
　　　有跨領域創新之農業，當然也有跨領域創新之各行各業，跨領域創新是目前企業生存與戰勝同業的唯一方法。因此本書將從跨領域創新談到機械製造業的聖經：地球村連鎖工廠的理論與實踐，生產週期如何由90天「逆轉」到3天的方法，再談到Winco 農法 5.0（Winco Agritech 5.0），台灣水稻每年如何可以採收2次「逆轉」到6次的專利方法。

主題2：醫療級食物 / 食物藥（Nutraceutical）的時代已經來臨。
　　　由於有以上主題1：跨領域創新之時代已經來臨的2篇理論，才能推理出「跨領域創新之農業」，再進一步推理出：醫療級食物/食物藥（Nutraceutical）的時代已經來臨，那麼現代人如何病人越來越多，「逆轉」到病人越來越少，也就水到渠成了。

　　因此本書規劃出三段來論述：

A. 岩鹽，液態海水螺旋藻，硒元素，鍺元素的功能解說
B. 跨領域創新之時代已經來臨
C. 醫療級食物 / 食物藥（Nutraceutical）的時代已經來臨

消費者對「超級食物營養素」不易理解，其實它就是「醫療級食物」/食物藥（Nutraceutical），馬上看得懂。但是目前市場上好像還沒有聽過「醫療級食物」/食物藥（Nutraceutical）這樣的名詞，因為以前「醫療級食物」/食物藥（Nutraceutical）還沒有誕生，但是這個世界充滿無限的可能，本書的目的就是要說明醫療級食物/食物藥（Nutraceutical）的理論與它誕生的經過，我們以後日常的飲食就可以吃到醫療級食物/食物藥，因此「硒鍺先生」說：醫療級食物/食物藥（Nutraceutical）的時代已經來臨！

3）醫療級食物/食物藥（Nutraceutical）產生的背景

那麼什麼是「超級食物營養素」(SuperFoodNutrition)/「醫療級食物」（MedicalFood）/食物藥（Nutraceutical）呢？

首先要先談「超級食物營養素」/「醫療級食物」/食物藥（Nutraceutical）這個概念產生的背景，那麼有請大家先聽中國與美國發生的4個故事。

1）1935年黑龍江省的克山縣，發生一種怪病，當地的老百姓40-50歲就不知道什麼原因，都發生各種心臟病，心血管疾病一個一個死去，他們認為這是一種鄉土病，最後找出原因，是因為當地的土壤缺乏硒元素而引起。

2）江蘇省的啟東縣是有名的肝癌村，當地的老百姓都

因為當地土壤缺乏硒元素導致肝癌而死。

3）廣西巴馬縣土壤富含硒元素，當地百歲人瑞特別多，是世界有名的長壽村。

4）在美國，住在土壤中含硒量較少的地區之居民，罹患癌症之機率較高。

相反的，住在土壤中含硒量較多的地區之居民，罹患癌症之機率較低。

作物中硒含量低，則癌症死亡率高。

攝取硒少的人群，癌症死亡率高。

由以上4個故事可以知道硒元素與人體的健康有非常密切的關係，中國已經對全國的土壤作硒元素含量的研究，發現中國土地有72%是貧硒地區，臺灣也是貧硒地區，怎麼辦？

硒是冬蟲夏草的主要成分，鍺是人參的主要成分，但是冬蟲夏草與人參每公斤佰萬元以上，每公克1000元，吃不起，怎麼辦？鍺是吃的氧，缺氧是萬病之源；日本醫學博士山口武津雄在「硒的臨床」書上說：

硒和鍺並用的超群效果，聽說它的治癒率接近百分之百。

Winco看了很多日本醫學博士寫的書，書上說「硒Se」

元素很好，「鍺Ge元素」多麼好，幾十本書全部在討論硒與鍺對人體養生與健康非常重要，那麼Winco就提出一個問題，請問「硒Se」元素在哪裡？「鍺Ge」元素又在哪裡？由於Winco在中興大學食科系有讀過「生物學」與「營養學」的基礎，因此就利用以上「跨領域整合創新」的技術，創造出以下的「超級食物營養素」/「醫療級食物」/食物藥（Nutraceutical）：1）硒鍺鈣鉀鎂 鉻鋅鐵銅錳鉬鈷碘 液態海水螺旋藻，2）硒鍺鉻鋅有機米，3）硒鍺鉻鋅胚芽米糠麩，和4）硒鍺鉻鋅高山茶，由日常飲食攝取硒元素，鍺元素，鉻元素與鋅元素，是養生好方法。

Winco希望大家看了本書後，能夠藉由跨領域創新的技術，帶動世界農業富硒富鍺功能性農作物=「醫療級食物」/食物藥（Nutraceutical）的流行風潮，改善世界人的健康。

4）勝利方程式

再來談「跨領域創新」又是什麼東東？

機械製造（自動化）+螺旋藻養殖（生物科技）；機械製造（自動化）+水稻種植（農業）；螺旋藻（生物科技）+水稻（農業）；硒鍺鈣鉀鎂 鉻鋅鐵銅錳 鉬鈷碘 （營養學）+海水螺旋藻（生物科技）；硒鍺鉻鋅（營養學）+水

稻（農業）；硒鍺鉻鋅（營養學）+高山茶（農業）；硒鍺鉻鋅（營養學）+蔬菜（農業）；硒鍺鉻鋅（營養學）+果樹（農業）。因此機械製造（自動化）+螺旋藻養殖（生物科技）+硒鍺鉻鋅（營養學）+水稻種植（農業）=4個領域的跨領域整合=量產「醫療級食物=食物藥」=「農業5.0」超級組合。以上是Winco所發現的奇妙的「跨領域創新」模組，也就是Winco的勝利方程式，詳細請參閱書中說故事。

　　以上的各種跨領域創新整合，都可以創造出目前市場上獨一無二的食物，例如：有機米，不稀奇，市場上充滿國內外各地的有機米，但是硒鍺鉻鋅有機米，不只是米而已，更是超級食物營養素/醫療級食物，因為吃了硒鍺鉻鋅有機米後，你攝取到了以上植物有機的硒鍺鉻鋅的微量元素後，可以讓你有感覺改善了健康，這是不一樣的功能性有機米，營養又好吃；同理臺灣各地的高山茶很多，但是硒鍺鉻鋅高山茶就是不一樣，喝茶的同時，也攝取到人體需要的微量元素：有機硒+有機鍺+有機鉻+有機鋅，不但有益健康，而且營養又好喝，也是功能性的高山茶，說它是超級食物營養素/醫療級食物/食物藥Nutraceutical，是真的。相信在本書出版後，將帶動台灣以上富硒富鍺富鉻富鋅的功能性食物普及化，然後傳遍世界，改善世界人的健康。

5）岩鹽，液態海水螺旋藻，硒元素，鍺元素的功能解說

目前市場上的「超級食物營養素」/醫療級食物/食物藥Nutraceutical產品有：

1）岩鹽（玫瑰鹽）(Himalayan Rock Salt)
2）硒鍺鈣鉀鎂 鉻鋅鐵銅錳 鉬鈷碘 液態海水螺旋藻 (Se, Ge-rich Liqua Spirulina)
3）硒鍺鉻鋅有機米(Se, Ge-rich Rice）
4）硒鍺鉻鋅胚芽米糠麩(Se, Ge-rich Bran）(含有纖維素，維他命B_1，維他命E)
5）硒鍺鋅高山茶(Se, Ge-rich Oolong Tea）（含有兒茶素）
6）花粉(Pollen)

以上超級食物營養素/醫療級食物/食物藥Nutraceutical的成分範圍很廣，主要成分有以下20種營養素：

1）岩鹽（玫瑰鹽），2）液態海水螺旋藻，3）硒，
4）鍺，5）鈣，6）鉀，7）鎂，8）鉻，9）鋅，
10）鐵，11）銅，12）錳，13）鉬，14）鈷，
15）碘，16）纖維素，17）維他命B_1, 18）維他命E，
19）兒茶素，20）花粉。

A. 岩鹽，液態海水螺旋藻，硒元素，鍺元素的功能解說

　　但是Winco只有對以上1）岩鹽（玫瑰鹽），2）液態海水螺旋藻，3）硒，4）鍺有深入的研究，其他16樣的營養素，已經有很多權威的專家寫的書，若有興趣更深入瞭解，有請大家去參閱專家寫的書哦。

6）食物藥Nutraceutical普及之日，人類壽命120-150歲之時
　　以上是現在每天可以由日常飲食攝取的營養素，如果每天可以攝取到這些非常珍貴的微量元素與液態海水螺旋藻，尤其液態海水螺旋藻含有活性葉綠素a，吃進人體內變成血紅素，綠血變紅血，補充人體氧氣，身體哪裡缺氧，就哪裡改善；又含有8種必需氨基酸，18種的維他命，及硒鍺鈣鉀鎂 鉻鋅鐵銅錳 鉬鈷碘 等84種的岩鹽礦物質，是真正100%的超級食物營養素/醫療級食物/食物藥Nutraceutical，那麼就可以達到「分子矯正醫學」理論：營養均衡不生病的境界，也就是實現了近代醫學之父希波克拉底說：食物既是醫藥的願景。台灣近年內如果能夠以密閉式透明管自動化（Tubular Photobioreactor for Microalgare Culture）順利的成功養殖量產真正的醫療級食物/食物藥Nutraceutical「硒鍺液態海水螺旋藻」給世界的人吃，那麼人類的壽命理論上可以達到120-150歲，它的推理請參閱書中的故事。

7) 大趨勢：跨領域創新 逆轉 我消滅你 與你無關

　　本書的中半部重點在介紹跨領域創新的技術與**超級食物營養素/醫療級食物/食物藥**Nutraceutical的關係：

B. 跨領域創新之時代已經來臨

　　由於有「跨領域創新」的技術，因此才能「創造」同時「量產」出超級食物營養素/醫療級食物/食物藥Nutraceutical；那麼首先要談到了Winco的第一篇理論：

1)　**機械製造業的聖經：地球村連鎖工廠的理論與實踐**

　　以上理論共有8篇文章，但是Winco在本書中只是介紹它的重點原則，與發展的趨勢，不談高深的加工生產技術。主要在簡單說明機械製造業的生產技術與觀念如何由傳統的「大量生產，降低成本」90天的生產方式，「逆轉」為「多種少量」3天的生產方式，90天變3天，生產週期差30倍，再進一步進化到「一台份流水式」「剛好及時」Just in Time的生產方式。

　　再來談第二篇理論：

2)　**Winco 農法 5.0**（Winco Agritech 5.0）

　　如何由「農業4.0」進化到「農業5.0」的簡單原理解說與發展趨勢。

這是改變人類千年來農業歷史的農法，首先說明人類農業未來的發展趨勢，將由「大面積」幾百公頃勞力密集或機械化「農業4.0」的耕種方式，「逆轉」到「農業5.0」的「跨領域高科技自然農法」，採用幾萬個「小面積」3平方米栽培箱的自動耕種方式。本農法採用蒸汽殺蟲除草，農藥的時代再見了，人類終於可以不要再天天吃農藥了，而且可以自動化流水式的種植水稻與蔬菜，以上是技術密集與資本密集的未來農耕技術，在台灣南部地區溫度比較高，每年水稻可以採收6次，每個3平方米栽培箱理論上可以採收30公斤有機硒鍺米，每平方米可以採收10公斤，每公頃可以採收100公噸，比目前的人工農法每公頃採收5公噸，增加約20倍的生產量，若打對折，也是不得了的生產量，因此Winco農法 5.0可以解決現在農業的4大危機：

1）人類的健康危機
2）人類的糧食危機
3）勞力危機
4）缺水危機

藉由以上二篇跨領域創新理論發展趨勢「逆轉」的解說，主要就是要推理證明第三篇理論，也是本書的結論：

C. 醫療級食物 / 食物藥 Nutraceutical 的時代已經來臨

以上的結論是由超級食物營養素/醫療級食物/食物藥

Nutraceutical推理出：如何病人越來越多，「逆轉」到病人越來越少，這是「大健康產業」追求的目標；大趨勢：跨領域創新—逆轉—我消滅你與你無關，如何的「逆轉」？詳細請參閱書中的故事解說。

8）Food Medicine 食物藥/Nutraceutical

這個時代充滿無限的可能，超級食物營養素/醫療級食物/食物藥 Nutraceutical未來一定會量產普及化，大家每天都可以由日常飲食攝取到超級食物營養素/醫療級食物/食物藥Nutraceutical，實現了「分子矯正醫學」的理論：「營養均衡不生病」的境界，也就是實現了近代醫學之父希波克拉底說：食物既是醫藥Food is Medicine的願景，最終達到Food Medicine食物藥的境界。食物藥醫學上的說法就是「營養製劑」Nutraceutical，這是一種介於藥物與食品等級之間的製劑或醫療級食物，這是人類健康的新時代。

9）「世界級」，「百億級」

Winco以上3個世界創新的商業模式，它的價值請大家去推理想象，請參閱書中的推理故事解說；Winco在我的部落格：Winwinwyse（或硒鍺先生）的主頁說：創意+執行力=Money=社會地位，因此以上的理論若不能變成新臺幣，那麼將被大家取笑說是瘋子在「空心妄想」，胡說八

道，這是資本主義社會的現實。因此「跨領域創新」的時代機會是什麼？

就是「世界級」，「百億級」。

10）社會大學

Winco在我的部落格寫「Winco 農法 5.0」，幾年來陸續修改，更正了4次以上，2016年參加在世貿舉辦的有機素食展覽會時，主辦單位就是一家有機雜誌社，Winco想這個偉大創新的理論，應該在該有機雜誌發表，將我的創新的發現，分享大家，沒有想到主編問了Winco一個不知道怎麼回答的問題，她說；請問你的指導教授是誰？Winco當場傻住，因為Winco不是博士，也不是教授，但是Winco社會大學38年開過10家機械工廠，花了幾億學費的工作心得，「Winco 農法 5.0」是機械製造＋生物科技＋農業＋營養學4個領域的「跨領域整合」，Winco應該是世界上的第一個，因此Winco去哪裡找指導教授？以上那3篇理論都是Winco在「社會大學」實戰中受苦受難所體會的工作心得，最後才歸納出書本上沒有的結論。

後來有一次參加食品展覽會遇到一位由政府單位退休官員，也是一位博士，Winco向他介紹「Winco 農法 5.0」，我說我想到Nature雜誌發表這篇理論，最後他建議說因為Winco不是博士，要在Nature發表論文很難，他可以

找3位博士掛名，我排名第4位，一起發表我的理論，但是我覺得怪怪的。

11）功能性食物的先行者

現在想起來當時沒有發表也好，否則現在就不能申請美國的發明專利，請問「Winco 農法 5.0」土壤採用蒸汽殺蟲除草，農藥的時代再見了，人類再也沒有機會天天吃農藥了，自然癌症與其他疾病就少了，農作物又含硒含鍺＝食物藥，每年水稻可以收成6次，每次生產量是傳統農法的約20倍，解決了人類的健康危機與糧食危機，這真的是天大地大的事。因此Winco一直有要寫一本書的想法，但一直只是在想的階段，直到有一天在一場新書發表會遇到了大千出版社梁崇明社長，他說你的富硒富鍺有機食物這麼好，一定要寫一本書讓大家瞭解，說明什麼是富硒富鍺有機食物，因此本書的出版，首先Winco要感謝大千出版社梁崇明社長的鼓勵，他要我將富硒富鍺富鉻富鋅農作物對人體健康的好處講清楚，讓大家明白；因此在Winco完成本書的初稿後先給梁崇明社長看，請他提供意見，結果他給本書取一個新的名字：解決農業四大危機的曠世發明：開創人類健康長壽的奇跡。

Winco是富硒富鍺富鉻富鋅功能性食物，也是「超級食物營養素」/「醫療級食物」/食物藥Nutraceutical理論的

先行者，幾乎100個人沒有一個懂硒懂鍺，因此Winco就寫了這一本書，讓大家瞭解人類追求健康，為什麼要藉由「超級食物營養素」/「醫療級食物」/食物藥（營養製劑Nutraceutical）每天補硒補鍺。

現代人非常注重養生，但是都不得其門而入，現在「超級食物營養素」/「醫療級食物」/食物藥Nutraceutical的時代已經來臨，每天能夠由日常食物攝取含有植物有機硒，鍺，鉻，鋅的「醫療級食物」/食物藥（營養製劑」Nutraceutical），是養生好方法。

12）改善人類健康的使命

再來要特別感謝我的父母，提供我良好的環境，在2009年Winco結束中國的7家機械工廠製造事業後，在臺灣研究開發海水螺旋藻的養殖時，要花費很多的錢，沒有想到我的80歲母親在關鍵的時刻，還能夠適時的給我幫助，真不可思議，這是老天爺要Winco完成改善人類健康的使命。在Winco人生成長的過程中，能夠領悟到以上的大道理，若對人類的健康有所貢獻，我的母親是第一首功。

Winco非常感謝老天爺巧妙的安排。

13）智慧養生　活百二

管理專家彼得杜拉克說：預測未來最好的辦法，就是自己創造未來。

The best way to predict the future is to create it.

投資專家羅傑斯寫一本書：給她女兒的12個箴言，其中說到：

假如每一個人都嘲笑你的想法，那可能就是成功的指標。

又說道：看得見未來的人，可以累積財富。

Winco早期在我的部落格Winwinwyse的B2文章說：

智慧養生

營養均衡　七分飽

天天運動　放輕鬆

智慧整合　賺世界　(請看A-6)

富貴長青　活百二　(請看B-5)

本書的書名字前段「跨領域之創新農業」，就是提示大家如何「智慧整合賺世界」；後段醫療級食物/食物藥（Nutraceutical）的時代已經來臨」，就是希望大家如何「富貴長青活百二」。那麼「Winco 農法 5.0」又是什麼東東呢？一句話說完，正是本書的名字：跨領域之創新農業——醫療級食物/食物藥（Nutraceutical）的時代已經來臨。

Winco寫作本書的目的，就是要讓大家知道：

1）在人生的旅途中，如何贏在健康，營養均衡不生病，活百二；

2）現在是AI人工智慧，5G，雲端，大數據，物聯網，AR/VR，元宇宙Metaverse的跨領域創新時代，我們以前一直認為「對」的傳統的老觀念與技術，也有被「逆轉」的可能，那麼請小心 我消滅你 與你無關 哦！

現代人要具備跨領域創新的智慧，才容易生存，那麼本書就是你學習跨領域創新的實例解說，由機械製造（自動化）+Winco 農法 5.0+生物科技+營養學，最後推理出：醫療級食物/食物藥（Nutraceutical）的時代已經來臨。Winco希望各位讀者在看完本書後，可以得到啟發，跨領域創新之時代已經來臨，這個時代充滿無限的可能，追求「未知」比「已知」重要，同時請大家一定要記得：智慧養生 活百二 哦！大家共勉之，謝謝大家。

Winco非常感謝呂應鐘教授為本書寫序言，呂應鐘教授是知名的營養醫學博士，也是自然醫學的專家，因為Winco 2008年無意中在中醫師公會看到中華民國中醫肝病，癌症，抗衰老醫學會97年度的學術研討會中呂應鐘教授發表的論文，啟發了Winco的健康知識，因此呂應鐘教授就是Winco的啟蒙老師，沒有想到老天爺巧妙的安排，能夠遇見呂應鐘教授，並請呂應鐘教授為本書寫序言，實

在非常感謝。

Winco也非常感謝臉書社團「同樂會」版主薛維中先生為本書寫序言，他是整合身心研究的推廣者，對如何正確的養生有相當的心得。

ABoCo阿寶哥是知名的人脈達人，Winco13年前在世貿中心就聽過阿寶哥的演講，學習到了Slogan的重要性，及建立品牌行銷的方法。阿寶哥目前是BNI臺北市中心區的執行董事。Winco發覺BNI的Power Team模式是跨領域創新的捷徑，因此特別請Power Team的專家阿寶哥為本書寫序言。

最後，Winco要特別感謝城邦出版集團的賈俊國總編為本書出版的辛勞，有賈總編本書才能夠順利的出版。

目錄・CONTENT

A -55

岩鹽，液態海水螺旋藻，　硒元素，鍺元素的功能解說

B - 169

跨領域創新之時代已經來臨

醫療級食物/食物藥/Nutraceutical的時代已經來臨

A

岩鹽，液態海水螺旋藻，
硒元素，鍺元素
的
功能解說

A-1 超級食物營養素 / 醫療級食物 / 食物藥 理論產生的背景

　　Winco創造了「超級食物營養素」，「醫療級食物」/食物藥 的新名詞，是由於Winco十多年來吃遍了很多市場上所有各家知名公司的健康食品，也看了很多的醫療保健的書及在網路上查看非常多的資料，再加上實地多年種植有機蔬菜與有機水稻和高山茶的經驗，最後才綜合體會出以上的理論，再進一步開發出：硒鍺米，硒鍺鉻鋅胚芽米糠麩，硒鍺鋅高山茶，與硒鍺海水螺旋藻，若是空有理論，而沒有實現這個理論的產品，並有「跨領域整合創新」之技術能力將它量產普及化，讓大家在日常的飲食中，就可以攝取到人體需要的微量元素，達到 分子矯正醫學理論：「營養均衡不生病」 的理想，改善了世界人的健康，則這個理論最後將是空談一場。

　　以上「超級食物營養素/醫療級食物/食物藥」理論產生的背景，請大家參閱以下在中國發生的3件大故事，與美國的2份報告就可以容易理解。

1)「硒」元素，終結了「克山病」
　　1935年黑龍江省的克山縣，發生一種怪病，當地的老百姓40-50歲就不知道什麼原因，都發生各種心臟病，心血

管疾病一個一個死去，最後他們認為這是一種鄉土病；一直到1966年，大概是中國參考修華滋博士發表「硒對心臟病之功效」的研究報告，然後給克山縣的心臟病人補充硒元素，取得重大的療效，大大的改善這個鄉土病。最後才發現發生這些心血管疾病的原因是克山縣的土壤缺乏硒元素，因此所種植的穀物與蔬菜就缺乏硒元素，而人類每天吃了這些缺乏硒元素的農作物後，人類就不能補充到人體所需的微量元素「硒」而致病。最後專家將克山縣發生的各種心臟病，心血管疾病的現象，統稱為「克山病」。就這樣人體經由攝取「硒」元素，終結了「克山病」。

2）「硒」元素與肝癌發病率的關係

江蘇省的啟東縣是有名的肝癌村，當地的老百姓都因為肝癌而死，經過美國與大陸的專家研究發現，當地的土壤缺乏硒元素而致病，與「克山病」相同的原因，最後專家將硒元素與鹽巴混合，叫做硒鹽，給老百姓吃，每天可以補充硒元素，2年後肝癌的發病率降低50%以上。

3）「硒」元素有助延年益壽

廣西巴馬縣是有名的世界第四大長壽村，當地土壤富含硒元素，百歲人瑞特別多，他們的血硒含量是一般人的3倍以上。

美國的2份研究報告：

1）美國研究報告證實：

在美國，住在土壤中含硒量較少的地區之居民，罹患癌症之機率較高。

相反的，住在土壤中含硒量較多的地區之居民，罹患癌症之機率較低。

作物中硒含量低，則癌症死亡率高。

攝取硒少的人群，癌症死亡率高。

請大家參閱以下的美國癌症分佈圖與美國土壤硒的分佈圖：

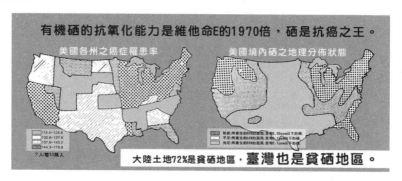

2）依據美國國會第74次會期，參議院第264號文說：

Senate Document No.264：

＊你是否知道現今我們大部分的人，每一天因為某些食物嚴重缺乏養分而受病痛之苦，甚至到無藥可治的地步嗎？

除非我們食物來源的貧瘠土壤，藉著適當在礦物質上的均衡得以恢復。

Do you know that most of us today are suffering from certain dangerous diet deficiencies which cannot be remedied until depleted soils from which our food comes are brought into proper mineral balance?

＊令人憂慮的事實是，生長在好幾百萬英畝土地上的食物，包含蔬菜，水果與穀物，不再含有足夠量的礦物質，無論我們吃進多少食物，我們還是營養不良。

The alarming fact is that foods(fruits, vegetables and grains) now being raised on millions of acres of land that no longer contain enough of certain minerals are starving us – no matter how much of them we eat.

＊我們從卓越的權威研究中，得知一個不好的消息就是，99%的美國人缺乏上述礦物質，而只要嚴重缺乏這些重要礦物質元素中的一種，的確會產生疾病。

It is bad news to learn from our leading authorities that 99% of the American people are deficient in these minerals, and that a marked deficiency in any one of the more important minerals actually results in disease.

請問大家看了以上3個中國的故事與2份美國的報告後，有什麼感想？

運氣好的人，居住地區的土壤富含硒元素，就是長壽

村，如廣西巴馬縣，若是運氣不好的人，居住地區的土壤缺乏硒元素，那麼就是克山病（各種心血管疾病），肝癌村了；中國已經將全國的土壤分析，得出中國72%的土地缺乏硒元素，是所謂貧硒地區，說臺灣也是貧硒地區，怎麼辦？

而日本很多的醫學博士寫了很多有關硒元素與鍺元素的書，書上說硒元素多麼重要，人體若缺乏硒元素，則與癌症，心臟病，心血管疾病，高血壓，糖尿病，肝病，腎臟病，白內障……等40多種的疾病有關；日本醫學博士丹羽芳男在《鍺可治癒現代病》書上說：在日本治療癌症，成人病（高血壓，糖尿病，中風……）等各種難治疾病上，鍺元素具有驚人的效力。臺灣出版《非常有機》書上說：如果把菠菜種植在含「硒」的土地上，那麼長成之後含有「硒」的菠菜，就是很珍貴的「藥用菠菜」；那不就是「醫療級食物」嗎？

Winco在看了這麼多這一類的書後，Winco提出一個問題，請問硒元素在哪裡？鍺元素又在哪裡？以上2份美國的報告，也是只有提出問題，但是沒有提出答案：解決的辦法。

硒鍺米，硒鍺鉻鋅胚芽米糠麩，硒鍺鋅高山茶，與硒鍺海水螺旋藻等，就是以上問題的解決方法。當然自然界

的「超級食物營養素」/「醫療級食物」/食物藥 非常多，不可能一一列舉，因此本書只能先將現在所已知已有的6項代表性食物中的重要營養素成分，重點介紹，明細如下：

目前市場上的「超級食物營養素」/「醫療級食物」食品有：

1）岩鹽（玫瑰鹽）(Himalayan Rock Salt)
2）硒鍺鈣鉀鎂 鉻鋅鐵銅錳 鉬鈷碘 液態海水螺旋藻 (Sege Liqua Spirulina)
3）硒鍺鉻鋅 有機米 (Sege Rice)
4）硒鍺鉻鋅 胚芽米糠麩 (含有纖維素，維他命 B_1，維他命 E) (Sege Bran)
5）硒鍺鋅 高山茶（含有兒茶素）(Sege Tea)
6）花粉 (Pollen)

以上6樣現有超級食物的重要營養素的成分，主要內容有以下20種食物營養素：

1）岩鹽（玫瑰鹽），2）液態海水螺旋藻，3）硒，4）鍺，5）鈣，6）鉀，7）鎂 ，8）鉻，9）鋅，10）鐵，11）銅，12）錳，13）鉬，14）鈷，15）碘，16）纖維素，17）維他命 B_1，18）維他命 E，19）兒茶素，20）花粉。

Winco特別說明，以上列舉的20種食物營養素，對人體的健康，非常重要，但是依據目前的農業耕種方法，我們

現在日常的農作物食物，很難攝取到以上充足的20種營養素，因此亞健康的人非常多，怎麼辦？

　　Winco既然提出以上的問題，當然知道這個問題的解決方法，以上富硒，富鍺，富鉻，富鋅的6種超級食物營養素的食物，就是答案，因為含有以上列舉的20種食物營養素。但是Winco 只有對以上的1）岩鹽（玫瑰鹽），2）液態海水螺旋藻，3）硒，4）鍺 有實際多年的研究與操作心得，因此本書只有針對以上4樣營養素詳細的解說，其他的16種營養素，它們的功效在基本的營養學書本上，已經有專家做了非常詳細的說明，因為本書在論述的主題，正是本書的名字：跨領域之創新農業——醫療級食物的時代已經來臨。若想對以上20種營養素有更進一步深入的瞭解，請參閱更詳細專家寫的書哦。

A-2 岩鹽 / 玫瑰鹽 Rock Salt

　　玫瑰鹽是臺灣的習慣說法，主要就是指出產在巴基斯坦喜馬拉雅山地區地下的粉紅色岩鹽（Pink colour Himalayan Rock Salt），因為它的粉紅色，有別於一般白色的海鹽，因此台灣習慣上就叫做玫瑰鹽。

　　古時代「鹽」比黃金還有價值，並作為金錢支付的工具，古代羅馬的士兵，他們的薪水（Salary）就是以鹽（Salt）來支付，英文Salary這個字，就是由鹽（Salt）演變而來。人類吃岩鹽已經有600年的歷史。

　　岩鹽據考證是2億5千萬年前，地球地殼造山運動時，當時的原始海洋Primal Oceans之水聚集在喜馬拉雅山地下，經過長時間壓力結晶而成。喜馬拉雅山岩鹽據美國2001年Institute of Biophysical Research,Las Vegas,Nevada的研究分析，含有84種的礦物質及微量元素，與人類的血液礦物質成分比率類似，構成我們的身體，味道甘甜。滲透壓是人類代謝的基礎Osmosis,the Principal of Metabolism，岩鹽就是可以調節滲透壓，讓液態營養素可以在細胞間移動，因此專家說人類沒有鹽，就不能思考與移動。目前我們餐桌上的白鹽是氯化鈉，是化學原料，味道死鹹，不利健康。因此專家說，人類目前的食鹽由白色黃金變成白色的毒藥White Gold To White Poison。

A-2-1 海鹽（岩鹽）在人體內的主要功能：

*穩定不規律的心跳，並調節血壓與水結合。

*抽出身體細胞的過度酸性，尤其是腦細胞。

*平衡血糖值，這對糖尿病患者尤其重要。

*對於身體細胞中因水產生的能量是必要的。

*對於腸道在吸收營養分子時是必要的。

*清楚肺部的黏液和粘稠的痰，尤其是那些患有氣喘和纖維囊腫的人是需要的。

*可清除竇中的黏液和阻塞。

*是種強大的天然抗組織胺劑。

*幫助預防過度的唾液製造，睡覺時唾液從嘴巴流出，有可能缺乏鹽分。

*使骨骼強壯，27%的身體鹽分是在骨骼中，鹽分缺乏，或是食用精鹽，是骨質疏鬆的主要原因。

*調節睡眠，作用就像天然的安眠藥。

*幫助預防中風及風濕性關節炎。

*對於維持性功能及性欲是重要的。

*預防小腿及大腿的靜脈曲張。

*供應身體超過80種必要的礦物質，精製鹽，像是普通餐桌上的調味鹽，只留下2種元素，其他都被去除了，還含有有害的添加物汐酸鋁，它是阿茲海默症的主要肇因。

（以上摘錄自《神奇的肝膽排石法》書上）

A-2-2 為什麼人人要每天攝取「喜馬拉雅山」的結晶岩鹽?

追求健康的終極答案:「天生的自然法則」六段論述

1) 世界衛生組織公認的人和動物的必需微量元素有104種。

2) 宇宙大自然之山川、大地與海洋包含有一百多種之天然礦物質元素,經過數億萬年之太陽光的照射與空氣及水產生非常複雜的各種化學反應,而孕育出各種生物,即各種植物與各種動物,當然也包含人類在內。

3) 1971年,英國地球化學家漢密爾頓等發現人體元素曲線與地殼元素構成曲線有一定的平行關係,詳見附圖:

為什麼人人要每天攝取喜馬拉雅山玫瑰鹽?

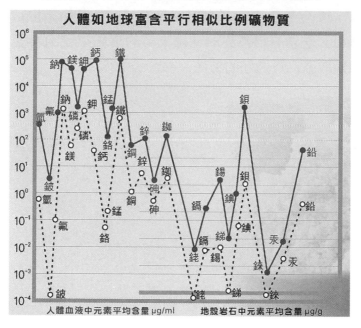

由上述「人體血液元素含量曲線」與「地殼岩石中元素含量曲線」的平行線，說明人類體內與大自然地殼大地上百種的礦物質元素分不開，互相存在著相同的比例，這是「天生的自然法則」；人體如地球，富含礦物質。

　　4) 若是人體內由於日常之飲食方式之差異，幾十年下來，使這些上百種元 素與地殼元素構成曲線之平行比例產生變化，人類即違反「天生的自然法則」而生病。

　　5）現代人每天所吃的農作物，老農地，不休耕，土地裏的礦物質都被以前種的農作物吸收光了，只要在相同的土壤連續耕種7年，土地就非常貧瘠，當然種出來的農作物缺乏人體所需的上百種礦物質元素，而使各種「文明病」流行。

　　6) 因此，追求健康的終極答案：尊重「天生的自然法則」，每天「盡可能」攝取104種有機礦物質與微量元素。所以每天吃含有自然界84種礦物質的喜馬拉雅山岩鹽，是人類攝取礦物質最好的方法。

A-2-3 缺乏礦物質與人類健康的關係

礦物質參與人體各項的酵素活動，平衡體液及能量補給等生化反應，擔任重要的觸媒角色，當人體缺少足量的礦物質時，會遲滯或破壞正常功能，終將造成人體基因突變，免疫功能及內分泌失調，皮膚病變，生成癌細胞及腫瘤，加速身體老化等症候群。

A-2-4 市場上 12 種天然海鹽與喜馬拉雅山岩鹽（玫瑰鹽）的成分比較：

以上的天然海鹽，產地包含澳大利亞南極海，紐西蘭，日本宮古島 的自然鹽，沖繩的海洋深層水，銀白純天然夏威夷海鹽，地中海地區最潔淨的西西里海域 Flamingo，法國的鹽之花；或臺灣的深滋味天然海鹽來自太平洋662公尺深的海洋深層水，或台鹽特級精鹽，取自1560公尺遠距天然潔淨海水純化結晶製成，添加碘，鹽滷及微量元素；由以上12種市場上常見到的天然海鹽或岩鹽，Winco比較其成分，令Winco非常的吃驚，很明顯的事實，我們可發現天然的海鹽，與喜馬拉雅山的岩鹽相比，它的礦物質含量，嚴重的不足；超出我們的常識，但事實就是如此。請大家參閱以下的成分比較表：

喜馬拉雅山結晶岩鹽與臺灣市場上各種海鹽之成分比較：

營養標示：每 100 公克

喜馬拉雅山結晶岩鹽	澳洲南極海域的鹽	台鹽特級精鹽	太平洋662公尺深的海洋深層水的鹽
鈉：38261毫克	39245毫克	38950毫克	37700毫克
鉀：350毫克	15毫克	158毫克	190毫克
鈣：405毫克	40毫克	80毫克	380毫克
鎂：16毫克	12毫克	96毫克	490毫克
鐵：3.89毫克	0.2毫克		0.099毫克
碘：〈10毫克	1.54毫克	（人工添加）	
氟：〈10毫克 (用玫瑰鹽水刷牙可改善牙周病)			
鋰：40毫克			
鋅：238微克	31微克		
銅：56微克			
鈷：60微克			
錳：27微克	3微克		
硒：5微克			
鍺：〈0.1微克			
鎵：〈0.1微克			
鉻：5微克			
鉬：1微克			
釩：6微克			
銣：4微克			

**以上喜馬拉雅山結晶岩鹽的成分表來源：

Certificat of the Analysis of the Original Himalayan Crystal Salt

Institute of Biophysical Research, Las Vegas, Nevada,USA June 2001

**喜馬拉雅山結晶岩鹽（玫瑰鹽）共含有84種自然界礦物質元素。

A-2-5 海洋深層水礦物質豐富的迷失

　　看了以上的對照表，臺灣天然海鹽取自於澳洲南極環流海域的水，也就是目前天天在電視上廣告的鹽的成分與喜馬拉雅山結晶岩鹽之比較，每100公克，它的鉀含量為15毫克對350毫克；鈣含量為40毫克對405毫克；它的鐵的含量0.2毫克對3.89毫克，那麼低!? 臺灣的深滋味天然海鹽來自太平洋662公尺深的海洋深層水，它的鐵的含量更低到0.099毫克，以上的成分含量數據都是依據它們包裝盒上的成分標示表。

　　因此以前大家都有一個迷失，認為海洋深層水的礦物質豐富，看了以上的礦物質成分比較表，662公尺深的海洋深層水可能還不夠深，大概要深度達到3-4公里的海底才有豐富的礦物質吧！

A-2-6 每天吃「白色鹽巴」的沈思：

　　1）現在市場上賣的含氯化鈉99.5%的白色鹽巴是化學原料，不是食品。
　　每天吃鈉與添加的碘2樣元素，違反上面天生的自然法則。
　　2）西班牙靠海的加利西亞過去在鹽巴加碘是政府規定的，結果造成當地民眾因高碘甲狀腺中毒，引起高血壓，心律不整，過度出汗，發抖，神經緊張，焦慮，和失眠等

問題。

3）臺灣四面環海，臺灣人喜歡吃海鮮，海帶等海產品，跟以上西班牙海邊漁村的老百姓一樣，當然吃海產比較多，因此較不會缺碘，若也是每天吃加碘的白色鹽巴，會不會也跟他們一樣碘中毒？

4）現代的海洋污染非常嚴重，全世界的工業廢水與塑膠都排入海洋，因此在海鹽中已經普遍發現塑膠的微粒。

5）因此每天攝取含有自然界84種礦物質的喜馬拉雅山岩鹽（玫瑰鹽），是人類獲取礦物質最好的來源。

A-2-7 含有 85 種礦物質的液肥

日本有一家公司出產一種葉面肥，每瓶1公升，可以稀釋1000倍，價格1000元，暢銷全世界，因為農作物施撒了這個葉面肥後，發育非常好，不但農作物的生產量增加，而且非常香，嫩又好吃，Winco查看它網站的說明書，特別強調他們的葉面肥含有自然界85種的礦物質。農民看到含有85種的礦物質，嚇呆了，難怪蔬菜的生產量增加又好吃，因為現代農民的肥料只知道氮，燐，鉀三要素，也有農業的專家說要再添加銅，錳，鉻，鉬，鈷……等12種礦物質，還是離自然界104種礦物質還差很多。

Winco看了以上含有85種的礦物質的說明書後，笑了起來，日本人非常聰明啊，其實那含有85種的礦物質，就是

葉面肥發酵液加上含有84種礦物質的喜馬拉雅山岩鹽（玫瑰鹽）罷了，這是商業機密的配方哦。

　　Winco再談一個機密配方的故事，因為Winco觀察到以前屏東林邊地區有一年海水倒灌，結果那一年的蓮霧特別甜，農民因此發現到補充海鹽可以增加農作物甜度的技術。但是Winco認為海鹽是白色的，它的礦物質含量一定差含有84種礦物質的喜馬拉雅山岩鹽，由前面喜馬拉雅山岩鹽與海鹽成分比較的說明可以證明。因此Winco就採用喜馬拉雅山岩鹽稀釋4000倍當灌溉水，結果蔬菜生長得特別快又好吃，Winco將這個技術教給一位在宜蘭壯圍鄉種植有機火龍果的何信樂農友，結果他馬上得到羅東農會那一年主辦的火龍果比賽的甜度冠軍20度，第二名甜度18度，第三名甜度16度。結果何先生的有機火龍果從此出名，生意非常好，何先生的朋友鄭先生看到喜馬拉雅山岩鹽不可思議的效果，因此馬上動腦筋到：將喜馬拉雅山岩鹽溶解在5公升的水中，號稱「超級礦物質水」，假藉何先生獲得火龍果比賽甜度冠軍20度的名氣，「超級礦物質水」每瓶5公升賣1000元。鄭先生以前對Winco說，賣玫瑰鹽不會賺錢，賣水才可以賺錢，原來如此。

　　Winco也因為以上的工作心得，發表了第二代有機蔬菜的理論：如何種植出百年前的蔬菜，水果與穀物。詳細請參閱下面「Winco農法5.0」的說明。

A-2-8 硒與鍺

喜馬拉雅山岩鹽含有硒元素0.05ppm與鍺元素0.001ppm，詳細請參閱後面的說明。

A-2-9 砷與白血病

「微量元素與保健」書上說，砷元素刺激造血機能，促進組織細胞生長功能，促進生殖功能，因此有人將砷元素列入必需微量元素之列。

2010/3/26 焦點新聞，港大研發/以毒攻毒 口服砒霜治血癌香港大學醫學院成功利用砒霜研發出治療血癌的口服處方藥，治癒上百名白血病患，並已經取得美國專利。港大醫學院表示，目前全球都採用美國制的注射砒霜來治療白血病，非常昂貴，每天要花費港幣16000元，而且毒性對心臟有害，港大利用10年時間研究口服砒霜，價格只要美國針劑的一半港幣7800元。

砷就是砒霜，是一種毒藥，也是傳統中藥之一，張亭棟教授說「砒霜」現在成為全球治療白血病的標準藥物之一。

Winco在此特別提醒，砷就是砒霜，古代皇帝要人死，就是給他吃砒霜。以前臺灣台南縣的學甲，北門地區，流行一種烏腳病，原因就是當地的水井含有大量的砷所引

起。直到在以後自來水普及後，不要再喝含砷的地下水，當地的烏腳病就自然消失了。那麼要如何攝取非常微量的「砷」元素呢？每天吃喜馬拉雅山岩鹽就有了，經濟實惠，自然又安全。我們不是醫生，砒霜千萬不能亂吃哦！

A-2-10 鋰鹽 與 精神性疾病

《微量元素激活生命》書上說，鋰的最新研究，證明它能降低暴力攻擊及自殘傾向，缺鋰的相關疾病有抑鬱，狂躁，自殺傾向，及虐待狂。

目前臺灣的一位非常知名的鋼鐵醫師在他新書《笨蛋問題都出在營養》書中有一個精神病個案陳訴：20歲的年輕人，從外表看起來與常人無異，不論是智力，還是與人對答，均屬正常，但是卻極端焦躁不安，幾乎坐不住，時不時就要用頭撞牆，難以控制這股衝動。最後劉醫師採用「鋰鹽」給病人攝取，沒有想到3天就改善了吃藥多年也治不好的疾病，這是所謂「對症下藥」最好的例子。

劍橋大學研究，「鋰鹽」可防失智症。「鋰」元素是精神科的藥物，也是一種「營養素」，因此可知精神性疾病與缺乏營養素有關。那麼請問由哪裡去攝取「鋰」元素呢？請大家參閱以上喜馬拉雅山岩鹽的成分表，我赫然發現岩鹽每100公克含有40毫克的鋰元素，因此每天吃含有84

種礦物質的喜馬拉雅山岩鹽，是人類攝取各種礦物質與養生最好的方法；以上20歲的年輕人若每天吃喜馬拉雅山岩鹽，每天攝取微量的「鋰」元素，那麼用頭撞牆的精神性疾病或許就不會發生了。

Winco在此有一個問題，那麼請問含有84種礦物質的喜馬拉雅山岩鹽，到底是食物呢？還是藥呢？

A-2-11 銣 Rb 元素 與 不孕症

《微量元素與保健》書上第3章——微量元素與不孕症說：影響男性生育能力的微量元素主要有以下幾種。鋅Zn、銅Cu、錳Mn、鐵Fe、硒Se、銣Rb等，若它們的含量太低，則男性不孕症發生；Winco很吃驚的是，這個「銣Rb」元素，從來沒有聽說過，書上說人體中幾乎所有的「銣Rb」都存在於精漿中，若男人的精漿中銣的含量過低，則不能生育。那請問上面那些鋅Zn、銅Cu、錳Mn、鐵Fe、硒 Se、銣 Rb等元素哪裡來？

由上面的述說，已知由天然的海鹽（白鹽）不可得，唯一的途徑，只有由每天的日常飲食中「捨棄白鹽」，改攝取天然粉紅色（Pinkish Colour）的玫瑰鹽，也就是含84種礦物質元素的喜馬拉雅山的結晶岩鹽去獲取了。

據查，喜馬拉雅山岩鹽的「銣 Rb」Rubidium的含量為0.04ppm，每100公克含量為4微克。

A-2-12 冬蟲夏草 含有 28 種礦物質

出產於西藏地區的冬蟲夏草含有下列食物有機礦物質元素：(百萬分之一)

1.K 鉀 3975　　2.P 磷 3671　　3.Mg 鎂 1813　　4.A1 鋁 7651

5.Ca 鈣 1655　　6.Fe 鐵 3136　　7.Na 鈉 547　　8.Zn 鋅 13.9

9.Ti 鈦 128.9　　10 .Mn 錳 39.2　　11.Cu 銅 2.8　　12.Ba 鋇 38

13.B 硼 7.97　　14.Sr 鍶 8.64　　15.V 釩 11.82　　16.Cr 鉻 4.42

17.Ni 鎳 3.75　　18.Pb 鉛 0.357　　19.As 砷 0.810　　20.Zr 鋯 1.025

21.Y 釔 1.873　　22.La 鑭 1.487　　23.Co 鈷 1.097　　24.Se 硒 0.34

25.Ga 鎵 0.500　　26.Cd 鎘 0.051　　27.Hg 汞 0.040　　28.Sn 錫 0.100

由上述成分表中可查知，西藏出產的冬蟲夏草含有最特殊的成分Ga鎵、La鑭與硒Se，對抑制腫瘤有特殊的功效；西藏地區生產的冬蟲夏草全部28種的微量元素，有利於補足人體所需的104種元素，而大大改善人類的健康。難怪冬蟲夏草是中藥的珍貴藥草。現在市場上也有很多人工培養的冬蟲夏草，請問含有以上的28種礦物質元素嗎？

A-2-13 光子能量（多頻譜）Photon Energy(Multi-Spectrum)

俄羅斯國防科技研發中心研究熱線追蹤技術設備時，發現了有40多種的微量元素對於人體具有光子能量滲透深入，以及光源濾波後的淺震效應加倍提升，結果多次實驗的效果證實，先進的「多頻譜」陶芯的產品，給人類帶來驚喜的資訊。這項技術的產品能夠治癒許多深層器官的病變。這項技術發表後，震驚了科學及醫學界，隨後美國，日本，中國，澳大利亞醫學界也跟進研究。

多頻譜的陶晶片彙集了40多種對人體有益的元素，以超高溫尖端科技冶煉而成。當元素接受外來電力啟動時，40餘種元素立即產生不同恒溫並大量放射出能量構織成寬廣的頻譜。頻寬從3微米-80微米，放射率高達0.92-0.97，每秒震波298000x10的8次方，且連續放射。

以上這些光子能量（多頻譜）滲透深入人體，可以啟動青春生長因子，據研究指出，有七項神奇抗衰老功效。

「能量頻譜」是生物自身物理資訊的頻率和光譜的綜合稱謂，人體是一個低能量的輻射源，可發出多種物理資訊，可以反映生物體的健康狀態。人體本身會產生溫度場，磁場，電場而構築一個生物資訊場。這些頻率和光譜等物理參數的綜合便是「人體生物頻譜」。

而以上光子能量（多頻譜）陶芯就是由半導體晶片採用稀土材料，並輸入以下45種微量元素，在溫度1268度之高溫下精燒而成。

　　鐵(Fe)，鎢(W)，銅(Cu)，錳(Mn)，鉻(Cr)，鉬(Mo)，鈷(Co)，鉍(Bi)，釩(V)，錫(Sn)，釔(Y)，碘(I)，鍶(Sr)，硫(S)，鎘(Cd)，鈦(Ti)，鋯(Zr)，鈉(Na)，鋁(Al)，銻(Sd)，銫(Cs)，鋇(Ba)，鉛(Pb)，鈰(Ce)，鎵(Ga)，碳(C)，硼(B)，金(Au)，銀(Ag)，鋰(Li)，鉀(K)，鎂(Mg)，鈣(Ca)，磷(P)，氯(Cl)，砷(As)，銣(Rb)，銦(In)，氟(F)，鈶(Bc)，鍺(Ge)，鎳(Ni)，硒(Se)，汐(Si)，鋅(Zn)。

　　*以上資料來自某家公司的資料。

　　以上的這些自然界的45種微量元素，它們的光子能量（多頻譜）與我們人體的健康有非常密切的關係，請問它們在哪裡？它們就全部在含有84種天然礦物質的喜馬拉雅山岩鹽中。

A-2-14 疾病與礦物質元素之關係

疾病與礦物質元素之關係 The relationship between mineral elements and diseases			
疾病/ Disease	礦物質元素/ Mineral elements	疾病/ Disease	礦物質元素/ Mineral elements
座瘡 Acnes	硫、鋅 S、Zn	貧血 Anemia	鐵、鈷、銅、硒 Fe　Co　Cu　Se
關節炎 Arthritis	鈣、鉀、銅、硼 Ca、K、Cu、P	氣喘 Asthma	鉀、鎂、鋅、鉬、碘 K、Mg、Zn、Mo、I
畸形兒 Malformed infant	鋅、錳、鈷、硒、鎂 Zn、Mn、Co、Se、Mg	脆指甲 Onychorrhexis- Brittlenails	鐵、鋅 Fe、Zn
癌症 Cancer	硒、鍺、鎵 Se、Ge、Ga	心血管疾病 Cardiovascular diseases	硒、鈣、鉀、銅、錳 Se、Ca、K、Cu、Mn
慢性疲勞症 Chronicfatigue syndrome	硒、鉻、鋅、釩 Se、Cr、Zn、V	便秘 Constipation	鐵、鎂、鉀 Fe、Mg、K
痙攣 Cramp	鈣、鈉、鎂、錳 Ca、Na、Mg、Mn	抑鬱症 Depression	鈣、鈉 Ca、Na
糖尿病 Diabetes	鋅、鉻、釩 Zn、Cr、V	濕疹 Eczema	鋅 Zn
水腫 Edma	鉀 K	甲狀腺腫 Thyroidtumors	碘、銅 I、Cu
脫髮 Alopecia	銅、鋅 Cu、Zn	高血糖 High bloodsugar	釩、鋅、鉻 V、Zn、Cr
過動症 ADHD	鉻、鋅、鎂、鋰 Cr、Zn、Mg、Li	免疫系統積弱 Immunodeficiency diseases	硒、鋅、鉻、銅 Se、Zn、Cr、Cu

陽痿 Impotence	硒、鋅、鉻、鈣、錳 Se、Zn、Cr、Ca、Mn	不孕症 Infertility	鋅、硒、鈷、錳、銅 Zn、Se、Co、Mn、Cu
肝功能失常 Liver function disorder	鈷、硒、鉻 Co、Se、Cr	記憶力喪失症 Amnesia, memory loss	鋅、錳 Zn、Mn
肌肉萎縮與纖 維化囊腫 Muscle atrophy and fibrositis	硒、鉀、錳 Se、K、Mn	神經質 Neurosis	錳 Mn
骨質疏鬆症 Osteoporosis	錳、鈣、鎂、硼 Mn、Ca、Mg、P	氧化性老化 Snile	鋅、銅、錳、鐵 Zn、Cu、Mn、Fe
齒銀萎縮 Gums atrophy	鉀、鎂、硼、鈣 K、Mg、P、Ca	皮膚皺紋與肌肉 下垂 Wrinkles and skin disorders	銅 Cu

　　以上30種我們日常生活常見的疾病，與這麼多的礦物質有關，問題是如何去攝取這麼多的礦物質呢？答案就是在含有84種自然界礦物質的喜馬拉雅山岩鹽上了，每天攝取喜馬拉雅山岩鹽，那麼以上表中的疾病就可以預防了，是我們養生的好方法，非常簡單哦。

　　上表的癌症與缺乏硒Se、鍺Ge、鎵Ga 等3樣元素有密切的關係。那麼硒鍺米，硒鍺米糠，硒鍺海水螺旋藻，就是人類攝取硒鍺元素最好的方法了。

　　過動症與缺乏鉻，鋅，鎂，鋰元素有關，其中鉻，鋅，鎂3樣元素，我們日常的飲食比較容易攝取，而攝取鋰

元素的機會較少，前面文章介紹 鋰鹽 與 精神性疾病 的關係，過動症也證明與缺乏鋰元素有關。

Winco在此想要再問一次，那麼請問含有84種礦物質的喜馬拉雅山岩鹽，到底是食物呢？還是藥呢？

答案就是：你自己買來吃，就是食物；若是醫生拿給你吃，就是藥。

A-2-15 馬拉邦 礦泉水（釩鍺水）

國內外一般的礦泉水含有的礦物質非常少，請大家參閱它們包裝罐上面的成分說明，大約7-10種，臺灣苗栗馬拉邦地區的礦泉水，Ph值8.5，含有：碳酸氫鹽，硫酸鹽，鈣，鉀，鎂，鈉，鉬，釩，鍺，氯鹽，氟鹽，鐵，錳，汐，鍶 等15種礦物質，含量304-350ppm。以上馬拉邦地區的礦泉水的礦物質含量應該是世界前茅的。

以上資訊在說明地球上的104種礦物質，是以複合的方式與天然的比率存在，最後創造出萬物，世界衛生組織說，人和動物都需要104種礦物質元素，而自然界每一個元素都有它的特殊功能，那麼如何去攝取以上這麼多的礦物質元素呢？

A-2-16 自製礦泉水

專家說，沒有礦物質的水是沒有生命力的水，是死水，因此用含有自然界84種礦物質元素的喜馬拉雅山岩鹽（玫瑰鹽）稀釋4000倍（萬分之2.5）= 250ppm自製礦泉水，可以在家裡自己調配，每1公升加0.25公克的岩鹽，它的品質遠遠勝過以上的馬拉邦 礦泉水（釩鍺水）與國外進口的各國的礦泉水，是養生最便宜的喝水方法。請大家看國外進口的各國的礦泉水的包裝瓶子上面的成分表，它的礦物質含量約10種左右，而以上我們自製的礦泉水有84種礦物質元素喔。

A-2-17 擎天崗水牛暴斃的真正原因：缺乏礦物質

最近台灣報紙的熱門新聞就是報導擎天崗的水牛連續暴斃50隻，引起大家的注意，議論紛紛，但是找不到暴斃的原因，因此Winco就投書報紙，指出真正死亡的原因，以下就是全文的內容，分享大家。

近日貴報連續報導有關擎天崗的水牛，這幾年內每年都死亡很多隻，今年特別多，連續死了50隻而引起大家的注意，但是一直找不到水牛真正死亡的原因。有人說這是因為食物不足，營養不良的原因，但是解剖後又發現牛隻胃部有相當的草料，且死亡的地點分散，並非局限於圍籬內。

其實擎天崗的水牛真正暴斃的原因是缺乏礦物質。說明如下：

1）巴西地廣人稀，牧草非常豐富，因此畜牧業也就非常發達。聽朋友說，幾千隻的牛群在 A 區吃完牧草後，趕到 B 區吃牧草，吃完 B 區的牧草，再趕到 C 區，D 區，最後再回到 A 區吃牧草，因為 A 區的牧草已經再生長高了。但是他們在每一區的牧草周邊，一定要廣放喜馬拉雅山岩鹽 (Rock Salt) 的鹽磚塊，牛隻自然會一隻一隻的去舔鹽磚塊，以補充自然界的礦物質。

2）去年在南港世貿的展覽會，就有一家巴基斯坦的喜馬拉雅山岩鹽出口商，在攤位上展出鹽磚塊，我問攤位老闆說，這些鹽磚塊是什麼用途？老闆對我說，是給牛隻舔的，牛可以攝取到礦物質。喜馬拉雅山岩鹽，就是我們吃牛排時習慣灑上的玫瑰鹽，非常的甘甜，它含有自然界 84 種的礦物質。

3）地球上含有 104 種礦物質元素，創造出萬物：人，動物和植物，因此世界衛生組織說，人和動物都需要 104 種礦物質元素。因此每天攝取含有自然界 84 種礦物質元素的喜馬拉雅山岩鹽（玫瑰鹽），是養生好方法。

4）一位美國的瓦立克獸醫在聖路易士動物園負責解剖園中自然死亡的動物，12 年中，一共作了 17500 次，454 種動物的解剖及 3000 次人體的解剖，結果發現：動物和人自然死亡的原因是營養不均衡。

以上就是擎天崗的水牛暴斃的真正原因：缺乏自然界近百種的礦物質。解決的辦法就是要在擎天崗的大草原周邊廣佈喜馬拉雅山岩鹽的鹽磚塊，讓水牛去舔，讓水牛有攝取自然界84種天然礦物質的機會。

日本的書上有提到一個不吃鹽的病例，以前有一位家庭主婦因為害怕吃鹽會得高血壓，因此全家人長期都不吃鹽而生怪病，全家人都非常痛苦難過，找不到原因，醫生最後問出了以上全家人不吃鹽的原因，最後當然全家人開始吃鹽後就不藥而癒了。

聽說早期對付政治犯的方法，就是每天吃飯不加鹽，結果政治犯身體會因為缺乏礦物質而非常痛苦，最後就如擎天崗的水牛一樣暴斃，死無對症，殺人不見血。

同時也可以發現人類老年人很多死亡的原因與擎天崗的水牛暴斃的原因相同，就是老年人的飲食習慣，喜歡吃固定的食物，不喜歡變化，也有人主張老年人的飲食要清淡，那麼就容易缺乏各種營養素與礦物質而生病死亡，如以上擎天崗的水牛暴斃的原因，也證實了以上美國瓦立克獸醫的結論：

動物和人自然死亡的原因是營養不均衡。

A-2-18「醫療級食物」/「食物藥」的第一位

　　由以上有關喜馬拉雅山岩鹽（玫瑰鹽）的說明，人類要如何由日常的飲食攝取自然界的微量元素：硒，鍺，鉻，鋅，鋰，砷，鉥，釩，鑭，鈷，鎵⋯⋯等這麼多的製造人類的原料？世界衛生組織說，人和動物都需要104種礦物質元素（製造人類的原料），而喜馬拉雅山岩鹽就含有84種的礦物質（製造人類的原料），因此只要每天吃喜馬拉雅山天然粉紅色的岩鹽，不要吃白色鹽巴，則以上那些礦物質等微量元素每天都可以攝取到了，也就同時可以避免上面舉例的各種缺乏礦物質元素所引起的各種疾病，至少可以避免如前文擎天崗的水牛連續暴斃的相同原因，那麼喜馬拉雅山岩鹽（玫瑰鹽）到底是食物呢？還是藥呢？

　　Winco認為喜馬拉雅山岩鹽（玫瑰鹽）就是「醫療級食物」，也可以歸類為一種「食物藥」吧。因此就可以知道為什麼要將喜馬拉雅山岩鹽（玫瑰鹽）作為本書6種「醫療級食物」/「食物藥」的第一位了。

A-3 液態海水螺旋藻

　　Winco 18年前（2004）朋友介紹我吃美國Re-Vita公司的液態淡水螺旋藻，它強調含有8種必需氨基酸，18種天然維他命，20種的礦物質共46種人體需要的必需營養素，可以達到分子矯正醫學Ortho Molecular Medicine的理論：營養均衡不生病，我覺得有道理，但是Winco讀中興大學時修的「營養學」怎麼沒有教這一套理論？Winco就開始每月買1-2萬元的液態螺旋藻給全家人吃，以改善健康，Winco邊吃邊研究，每個星期到Re-Vita的臺北公司聽4個不同消費者的食用見證，6年下來聽過300多個見證，全家人也吃了100多萬元的液態螺旋藻，Winco發覺一個事實，怎麼幾百個人不同的飲食習慣，有不同的疾病，為什麼在大家吃了含有46種人體必需營養素的「液態螺旋藻」後都會有「好轉反應」，最後改善了健康，這個事實，引起了Winco的好奇，怎麼可能，但是是真的。

　　首先Winco母親的高血壓由30歲吃降血壓藥吃到80歲，沒有一天中斷，她的血壓平日160-170，沒有想到連續吃美國Re-Vita公司的液態螺旋藻6個月後，我母親就停止吃降血壓的藥，我對母親說這是健康食品，怎麼可以不吃藥呢？原來她是每天早上起床感覺頭痛才吃藥，血壓降到140，頭不痛了就不吃藥，這個事實若是朋友對Winco

說，Winco一定不相信，但是幾百幾千的見證，讓Winco引起興趣，邊吃邊研究18年，花費超過1000萬元，Winco發覺分子矯正醫學「營養均衡不生病」的理論是真的，因此Winco希望有一天能夠將這麼好的「超級營養食物」開發出來，造福人類的健康。

目前世界各國的螺旋藻生產廠家大部分都是淡水的螺旋藻，只有2家是海水螺旋藻，一家在夏威夷，一家在海南島，都有藻種的專利，但是他們的螺旋藻全部都是經過105-228度的高溫噴霧乾燥過程，變成粉末再打錠成顆粒，容易保存，但同時也將螺旋藻豐富的活性營養素煮熟了，破壞了營養素的活性，變成人們吃後不會「好轉反應」，吃心安的。

海水螺旋藻的營養素成分比淡水 螺旋藻高很多，因此海水螺旋藻的培養液若是用含有自然界84種礦物質的2億5千萬年前的喜馬拉雅山岩鹽（玫瑰鹽）3% 還原為海水作培養液，再加上微量元素硒，鍺，鉻，鋅，等人體需要的礦物質營養素，與海水螺旋藻產生螯合反應（Biochelating），將無機的礦物質變成有機的礦物質，人體容易吸收；那2家海水螺旋藻的廠家是用海水作培養液，但是目前的海水已經全部受到人為的重金屬污染，例如現在的海鹽已經發現含有塑膠微粒，因為現在全世界的塑膠廢棄物與工業廢水都排入海洋的原因；因此採用喜馬拉雅山

岩鹽還原為海水作螺旋藻的培養液，當然海水螺旋藻就含有人體需要的極微量元素硒，鍺，鉻，鋅，鋰，砷，鉬，釩，鑭，鈷，鎵……等自然界84種的礦物質，這些都是食物中的天然營養素，人體容易吸收。

專家研究指出，人體缺乏硒元素，會有癌症，心臟病，心血管疾病，肝病，糖尿病，白內障……等40多種的疾病，硒是抗癌之王，鍺就是人參中的重要成分，也是抗癌，現在每三個人就有一人得癌症，現代歐美自然醫學的醫生對現代文明病癌症，糖尿病等疾病，主張「營養素療法」，因此每天要由食物中攝取46種必需營養素，以提高人體的免疫力，而「含硒含鍺，鉻，鋅，鐵的液態海水螺旋藻」，已經超越「分子矯正醫學」主張的每天由食物攝取46種必需營養素理論的標準，因此每天吃以上的硒鍺鉻鋅液態海水螺旋藻，是養生食物最佳的選擇。

目前世界上的螺旋藻生產廠家都有一個不能解決的困難點，就是在幾十個1000平方米的螺旋藻開放式養殖池，每天非常容易受到各種雜菌，飛蟲的侵入而污染了培養液，或蒼蠅在池水中下蛋而使培養液生長輪蟲，最後造成培養液腐敗，整個池水臭掉而失敗，因此在螺旋藻採收後，因為有非常多的輪蟲在螺旋藻的藻泥中，竟然在後續的噴霧乾燥階段，採用228度高溫的熱風，將螺旋藻與輪蟲一起乾燥成粉末，因此就變成含有動物蛋白的螺旋藻粉末

了，這樣螺旋藻豐富的營養素也就被228度高溫的熱風破壞了，變成吃心安的，非常可惜啊！ 這是目前螺旋藻開放式養殖池無解的現狀，也是業界不能說的秘密。因此現在螺旋藻的養殖方式，已經由「開放式」進化到「密閉式」的養殖方式了。但是如何螺旋藻自動化連續的養殖方式結合自動採收系統，這又是一個 機械（自動化）+ 螺旋藻（生物科技）跨領域整合的成功創新模式範例。

綜合目前市場上以上螺旋藻的諸多缺失，若能夠每天裸食以上每顆含有5公克「藻泥」的硒，鍺，鉻，鋅……液態海水螺旋藻，零下18度冷凍，新鮮的「藻泥」沒有加工最純，最原始，沒有味道，沒有難聞的藻腥味，專家譽為人類精美的原生態食物，也就是Whole Food全天然食物。可以含在口中，自然融化吸收；或放在47度以下到40度的溫開水中或冷水中，溶解成綠色的螺旋藻汁喝下，或與40度的熱豆漿，牛乳或熱硒鍺米漿一起攪拌混合喝，每顆海水螺旋藻含有約50微克的有機硒元素與50微克的有機鍺元素，那麼它就是醫療級食物/營養製劑(Nutraceutical)了，是養生好方法。

以上開放式養殖淡水螺旋藻的方式，會生長輪蟲，螺旋藻再經過228度噴霧乾燥，變成粉末，再打成錠狀，螺旋藻豐富的營養素，已經全部破壞，吃後沒有感覺，不會有好轉反應，變成吃心安的，Winco將它稱為第一代螺旋

藻；那麼什麼是第二代的螺旋藻呢？就是採用密閉式養殖方式的海水螺旋藻，含有人體需要的微量元素硒，鍺，鉻，鋅……等84種的礦物質，採收後藻泥沒有加工，直接零下18度冷凍，人體容易吸收，這是人類精美的原生態超級食物Whole Food。

A-3-1 螺旋藻（藍藻）的魅力

螺旋藻是一種沒有根，莖，葉的低等植物，也是地球上最原始的古生物之一，至今存在地球已有35億年以上，也是世界最早進行光合作用的原核生物，產地在鹼性水域（PH8.5-11），鹽水域（10-30克/升的鹽），熱水域（25-45度）；在20世紀中期以後發現它的完美營養價值，除了含有60%以上的優質植物蛋白質，在這些蛋白質中人體必需氨基酸的比率高達50%；含有各種微量的礦物質，並含有gamma-亞麻油酸與beta-胡蘿蔔素重要的抗老物質。

A-3-2 螺旋藻有八大特點：

1）優質蛋白質來源：

螺旋藻蛋白質比大豆（33-35%）多一倍，甚至比牛肉（18-20%）的蛋白質多3倍以上。比其吸收率更達5倍以上，因為蛋白質的單位非常小，沒有堅韌的細胞壁，可以非常容易被消化吸收。聯合國委託荷蘭

研究單位檢驗螺旋藻的成分：含有以下人體八種必需氨基酸化學成分：

異白氨酸4.13% 白氨酸5.8% 離氨酸4.0% 蘇氨酸4.17% 甲硫氨酸2.17% 色氨酸1.13% 頡氨酸6.0% 苯丙氨酸3.95%

2）豐富的gamma-亞麻油酸（GLA）：

是「月見草」的3倍，是人體的必需脂肪酸；螺旋藻約含有5%的必需脂肪酸，其中的20%是GLA。GLA能夠改善心臟病，經前症候群（PMC），肥胖症，關節炎等。

3）綠色綜合維生素：

螺旋藻含有豐富的維生素A，B群B_1，B_2，B_3，B_6，B_{12}，泛酸，葉酸，生物素，肌醇，維生素E。

4）含豐富礦物質：

硒鍺海水螺旋藻是以含有84種礦物質的2億5千萬年前的喜馬拉雅山岩鹽（玫瑰鹽）還原海水做培養液，又特別添加人體需要的微量元素硒，鍺，鉻，鋅，鐵，銅，錳，鉬，鈷，碘等與海水螺旋藻內的氨基酸螯合成有機的礦物質，人體非常容易吸收。

5）螺旋藻的三種色素：

細胞中含有3種色素：胡蘿蔔素為黃紅色，葉綠素是綠色，藻藍色素為藍色，都是防癌物質。

6）富含大量SOD：

亦稱超氧化物歧化酶，可維持健康的肌膚，延緩老化。

7）DNA-RNA不老的傳說：

　　螺旋藻含有非常珍貴的DNA-RNA營養成分，是主宰細胞的增殖，新生，修復與新陳代謝的重要關鍵物質；藉由補充液態螺旋藻，可使人們輕鬆獲得DNA-RNA的營養補充，不但可以減緩生理老化的現象，還能使細胞的新陳代謝充滿活力與朝氣。

8）是良好的減肥食品：

　　螺旋藻含有豐富的果膠與植物纖維，而脂肪的含量又非常低，用於減肥更是效果卓越，而且含有均衡的營養，對於減肥者不必擔心營養素突然流失不足的問題。

A-3-3 螺旋藻享有十大桂冠

1）聯合國農糧組織(FAO)推薦21世紀最理想的食品
2）聯合國教科文組織推薦明天最理想和最完美的食品
3）72國際微生物蛋白質會議認定未來的超級營養食品
4）74聯合國世界糧食會議公認超級營養食品
5）聯合國世界食品協會稱譽21世紀最理想的食品
6）世界衛生組織(WHO)確定人類21世紀的最佳保健
7）美國食品及藥物管理局（FDA）確認最佳蛋白質來源之一
8）日本保健協會公佈38種保健品之一
9）日本健康食品協會指定優質健康食品

10）中國國家衛生部認定首批保健食品

A-3-4 螺旋藻雖是植物卻接近動物

1）可以生成肝糖Glycogen，這是「動物性澱粉」，被
稱為「肌肉的石油」，以前只有國王與奧運的選手
才可以吃。

2）也含有母乳中的 γ -次亞麻油酸（GLA）。

3）更含有動物肝臟才有的 B_{12}。

4）像動物膽汁中的藍色素。

A-3-5 硒鍺鉻鋅海水螺旋藻的特點：

1）海水螺旋藻是用 2 億 5 千萬年前含有 84 種礦物質的喜
馬拉雅山岩鹽（玫瑰鹽）3% 還原為海水作培養液，沒
有海水的污染，含有自然界 84 種的礦物質（製造人類
的原料）在海水螺旋藻行光合作用時，與氨基酸螯合成
有機的礦物質，人體容易吸收；同時幾乎非常少的機會
有微生物或害蟲可以在海水與 PH 9-11 的這麼惡劣嚴苛
條件下生長。

2）岩鹽海水已經含有大量的鈣，鉀，鎂，鐵等 84 種礦
物質元素，又特別添加硒，鍺，鉻，鋅，銅，錳，鉬，
鈷，碘等人體需要的極微量元素，它的成分已經超越
「分子矯正醫學」主張的每天攝取 46 種必需營養素的標

準。

3）硒鍺鉻鋅海水螺旋藻是新鮮藻泥，它含有 10ppm 的有機硒與 10ppm 的有機鍺，因此 5 公克藻泥含有 50 微克有機硒與 50 微克有機鍺，保留它原始的營養素沒有破壞，零下 18 度冷凍保存。目前市場上的螺旋藻都是淡水螺旋藻，又經過 228 度的高溫噴霧乾燥，螺旋藻的有效營養素都已經遭到破壞了。

4）海水螺旋藻的營養素比淡水螺旋藻的營養素高很多。

　　美國史丹福大學營養學教授 齊國力 說：

　　1公克的螺旋藻營養素等於1公斤各種蔬菜，水果的綜合營養。因此 液態海水螺旋藻，就是每天最佳的細胞營養食物。

A-3-6 螺旋藻（藍藻）的魅力

硒鍺鉻鋅海水螺旋藻對於淨血，活血，造血功能解說：

葉綠素　　　　　　血紅素

1）葉綠素a（含鎂）與血紅素（含鐵）的分子式相同，海水螺旋藻藻泥的活性葉綠素a吃進人體後，鎂離子與鐵離子在腸道交換，變成血紅素，綠血變紅血，輸送氧氣到全身的器官，哪裡缺氧，哪裡改善。螺旋藻含有大約2-3%的葉綠素，這就是螺旋藻能夠發揮藥理作用的原因。

以上葉綠素a（含鎂）與血紅素（含鐵）的分子式相同的發現經過，是早期有國外科學家在推理植物中的葉綠素由空氣中吸收二氧化碳，釋出氧氣，而人類的紅血球則吸入氧氣，呼出二氧化碳，那麼葉綠素與血紅素是什麼關係？經過分析它們的分子式，才發現葉綠素a與血紅素的分子式相同，但是葉綠素a含鎂離子，血紅素含鐵離子，因此海水螺旋藻藻泥的活性葉綠素a吃進人體後，鎂離子與鐵離子在腸道交換，才有以上綠血變紅血的功能。

2）鍺又稱為食用氧， 補充鍺可以使體內供給更多的氧氣。

人類在吃進食物後的新陳代謝過程會產生很多的氫離子，因為鍺離子和氫離子的結合力非常強，所以，鍺會取代體內的氧氣與氫結合，全部變成尿及汗液而排出體外，因此新陳代謝產生的氫離子沒有與體內的氧結合成水，氧沒有消耗掉就保留下來，如此便可充分的供應氧氣到體內缺氧的器官，恢復器官的正常功能。

3）體內缺氧是萬病之源。

A-3-7 血液中氧氣不足易生病

血液渾濁惡化是人體器官氧氣不足而生病的最大原因，血液氧氣不足就是血液中的紅血球太少，專家研究指出，正常男人紅血球的含量每cc血液要有500萬個，若低到450萬個，就是貧血了，女人紅血球每cc血液含量要有450萬個，低於400萬個就是貧血了。

人體吸入氧氣後，透過肺部的肺細胞輸送給紅血球，再經由紅血球運送氧氣到全身的細胞及血液中；每一個紅血球含有4個鐵離子，每一個鐵離子可以與4個氧離子結合，因此每一個紅血球可以運送16個氧離子，因此紅血球不足就是貧血的主要原因。

以前一位太太貧血非常嚴重，在家裡時常暈倒，要請外勞在身邊隨時照顧她，吃名醫的中藥10多年，一直不能改善貧血的疾病，後來我介紹她吃美國Re-Vita公司的液態螺旋藻後，居然改善了長期治不好的貧血疾病。這證明了以上液態螺旋藻中的葉綠素a（含鎂）與血紅素（含鐵）的分子式相同，綠血變紅血是真的。

而現在的硒鍺鉻鋅液態海水螺旋藻，比當年Re-Vita

公司的液態淡水螺旋藻當然好太多了，鍺是吃的氧，硒又抗氧化，紅血球若受到自由基的侵襲，則它的輸氧的能力也就降低了，此時的硒元素可以還原恢復紅血球的輸氧能力。因此貧血的人，可以輸血補充紅血球，也可以吃以上介紹的硒鍺鉻鋅液態海水螺旋藻，綠血變紅血，補充紅血球，是不錯的養生方法哦。

A-3-8 細胞營養療法

分子矯正醫學 Ortho Molecular Medicine 說，人生病的原因是：

1）體內缺氧、

2）營養不均衡

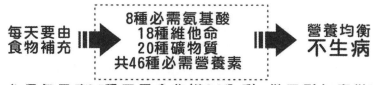

A-3-9 和生命有關的 46 種必需營養素

1）人體不斷的製造新細胞以取代老化或受損的細胞，每秒鐘約有5千萬個細胞凋亡，同時另有5千萬個細胞新生，在持續修復與再生的過程中建立了自癒機制。

2）因此每天要由食物攝取人體不能自製的46種必需營

養素，而且必須同時存在，缺一不可，否則生命再造連鎖圖就散了；若細胞原料充足，細胞才能正常健康的新生，這是人類追求健康的基本條件。

3）1975年美國參議院成立「營養問題特別委員會」，強調現代慢性病其實是源自於細胞代謝問題，補充適當營養素能提高人體自癒能力而增進健康。

4）例如人體胰島素的合成，需要17種的胺基酸與鋅元素及硒，鉻礦物質的催化，因此日常飲食若是缺乏以上任何一種的營養素（原料），則人體就不能合成胰島素，那麼就是糖尿病人了。

5）研究細胞所必需的營養才是新的醫學。

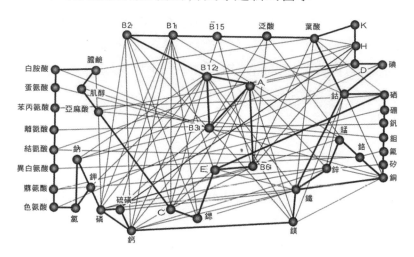

A-3-10 超越「分子矯正醫學」理論的食物

依據生物科技農業的理論與技術，可以達到」食物既是

醫藥」的理想，也是自然醫學的最高境界：能用天然食物解決的，就不要用藥物和營養素；研究細胞所必需的營養才是新的醫學，那麼超越「分子矯正醫學」理論的食物：

　　硒鍺鉻鋅液態海水螺旋藻，它的特點：
　　1）細胞每天3個「補氧」的方式：
　　　　(1) 含有活性葉綠素a吃進人體變成血紅素
　　　　(2) 又含有吃的氧：有機鍺元素
　　　　(3) 硒元素，抗氧化，可以恢復紅血球的輸氧能力
　　2）也能夠補充以上46種必需營養素
　　　(8種必需氨基酸+18種維他命+84種岩鹽礦物質)
以上人類精美的原生態食物：硒鍺鉻鋅液態海水螺旋藻，就是超級食物營養素／醫療級食物／食物藥，也是細胞所必需的營養，它是超越以上「分子矯正醫學」理論 的食物，就是未來的主流醫學。

A-3-11 螺旋藻的功效

　　前面是介紹螺旋藻的學理，但是螺旋藻是不是如上面的解說真的這麼好？否則怎麼可能螺旋藻可以獲得世界各國衛生單位給予「十大桂冠」的封號。

　　有關螺旋藻對人體功能的解說書籍非常多，其中由日本自然醫學學會會長森下敬一所著的《螺旋藻的驚人療

效》，這一本書說明得最清楚，在書的封面就開宗明義說：從臨床，基礎，藥效，歷史，科學，實踐，展望都驗證螺旋藻不可思議的效用。到目前為止，人類所知道的營養豐富而均衡的天然食品。

Winco看這一本書超過10次以上，也買過100本以上送給朋友參考，就是這一本書啟發了Winco對螺旋藻的興趣，也是Winco現在健康知識的啟蒙書籍。現在重點摘錄這一本書的精華，分享大家。首先森下敬一說：有現代醫學的地方沒有健康長壽；有健康長壽的地方，沒有現代醫學。這是森下敬一研究自然醫學，到訪世界各地的長壽村，而有上面這一句話的感慨。

A-3-12 食物本身才是真正的治療藥

森下敬一說，螺旋藻含有對於整腸具有重要功能的乳酸菌與Bifidus菌等有用腸內細菌的成長促進因子，以及對於感染症能夠產生抵抗力的抗黴，抗菌因子。螺旋藻含有豐富的葉綠素，前面已經解釋吃活性葉綠素a（綠血），在人體腸道內葉綠素的鎂離子與鐵離子交換，綠血變紅血（血紅素）的原理。如此人體的血紅素多了，解決了缺氧的問題，人體哪裡缺氧，哪裡改善。缺氧是萬病之源。

現在我們四周的生活環境，充滿了許多會妨礙人體造

血機能的因子。例如：公害物質，農藥，中性洗劑，放射性，以及生活機械化，速度化所造成的精神壓力等等；其中最大影響人體造血機能的因子就是現代人的飲食方式。現代人每天吃動物性蛋白食品與精白食品太多，尤其蔬菜吃的太少。那麼如何改變這個局面呢？前面齊國力教授說：1公克的螺旋藻營養素等於1公斤各種蔬菜，水果的綜合營養。螺旋藻的細胞中含有3種色素：胡蘿蔔素為黃紅色，葉綠素是綠色，像動物膽汁中的藍色素，都是防癌物質。螺旋藻的消化吸收性良好，因為螺旋藻是人類精美的原生態食物Whole Food。那麼答案非常清楚，螺旋藻符合以上食物本身才是真正的治療藥/食物藥(營養製劑Nutraceutical) 的資格。

A-3-13 螺旋藻與青春痘

近日報紙上報導，吃抗生素治痘，大學生1死1重傷。說明一位女大學生為了治療青春痘，服用抗生素，結果猛爆性肝炎，差點得換肝。另一位男大生也是服用抗生素治療青春痘，結果導致肝衰竭，最後不幸死亡。

Winco以前吃美國的液態螺旋藻時，看過很多改善臉部非常嚴重的青春痘，麻花臉的見證；我的一位臺北醫學院剛畢業不久，替我修理電腦的朋友，年紀輕輕，就是麻花臉，非常的苦惱，我因為看到有很多人吃美國的液態螺旋

藻改善了青春痘的見證，因此就介紹他吃看看，沒有想到3天後，他臉上的青春痘大爆發，比原來更嚴重，嚇得不敢吃，我對他說，這應該是身體攝取必需營養素後，器官功能恢復正常運作而引起的大排毒現象的好轉反應，他每天繼續吃美國的液態螺旋藻，沒有想到一個月後，麻花臉全部消失，恢復年輕人光滑的皮膚，這是我真實的見證，也因此啟發Winco對美國的液態螺旋藻的興趣，邊吃邊聽聽不完的見證，買很多的書研究，6年多聽過300多個見證，證明分子矯正醫學「營養均衡不生病」的理論沒有騙人，Winco就這樣傻傻的吃出了我現在的健康知識。

A-3-14 增強腸蠕動

《螺旋藻的驚人療效》書上說，葉綠素能使腸壁的運動性復活，對消除便秘具有卓效。為了預防與治癒慢性病，將血液污染的最大因子——便秘 加以消除，葉綠素是不可或缺的條件。便秘是百病之源，有癌症的人，大部分都有便秘的毛病。近日電視上報導說：全臺灣現在有超過525萬人便秘，每一年吃4.6億顆便秘藥；而吃螺旋藻，可以改善便秘，那為什麼要吃便秘藥呢？最主要的原因是一般人不知道以上螺旋藻增強腸蠕動的功能，不止如此，螺旋藻還有很多說不完的好處呢。

A-3-15 乳酸菌的成長促進因子

《螺旋藻的驚人療效》書上說,螺旋藻能夠在人體腸內發揮有益功能的乳酸菌或Bifidus菌的增殖,以及乳酸的生成,促進等;同時能夠阻止一連串的腐敗菌或病原菌等有害細菌在腸內增殖,可以抑制有害物質的發生。

A-3-16 減肥不必挨餓

1981年有美國週刊ENQUIRER報導「減肥不必挨餓」的大標題,當時美國爆發了一股螺旋藻減肥的風潮。在美國吃螺旋藻減肥成功的例子非常多,例如居住在加州的74歲大衛英格農先生,只在平時飲食中,追加螺旋藻,結果原本109公斤的體重,在短短2個月內就減少了20公斤;他說;我每天只在3餐飯前食用3公克的螺旋藻,螺旋藻抑制了我的食欲,所以我不會想吃很多的東西,但是我的健康情況仍然非常好。

21世紀超級自然食物/藍綠藻的健康革命 作者吉莉安說,以螺旋藻來節食的樂趣就是你永遠都不會餓。Winco自己也吃過自己實驗室養殖的硒鍺鉻鋅液態海水螺旋藻新鮮藻泥,確實吃後馬上覺得很飽,不想再吃東西,因為前面齊國力教授說:1公克的螺旋藻營養素等於1公斤各種蔬菜,水果的營養素綜合營養。臺灣以後硒鍺鉻鋅液態海

水螺旋藻的新鮮藻泥食物一定會流行，那時減肥成功的例子將更多。相信美國會爆發螺旋藻減肥的風潮，一定是消費者都得到很好的減肥效果，取信了大家，所謂產品會說話。

　　硒鍺鉻鋅液態海水螺旋藻 新鮮藻泥，一定比經過噴霧乾燥的粉狀或顆粒的傳統螺旋藻的減肥功效更好，日本森下敬一在《天然有機鍺和健康》的書中說，有機鍺元素（已經與氨基酸螯合），和以往的減肥藥不同，有機鍺會與血管中多餘的脂肪酸溶解成酒精狀，排出體外，因此沒有減少食量，可以自然瘦下來。

A-3-17 有益糖尿病改善

　　我們觀察到一般的糖尿病人大都是長期習慣喜歡吃大量的飯，稀飯，麵條的人，也就是長期澱粉類，高熱量的食物吃太多而引起，每天胰臟胰島素分泌太多，過勞，最後出現胰島素分泌不足而得糖尿病。

　　糖尿病人就是因為每天吃太多而肥胖，因此醫生會建議要減肥，但是減肥就肚子餓，受不了，前段文章就是介紹「減肥不必挨餓」，因為螺旋藻含有60-70%的植物蛋白質，齊國力教授說：1公克的螺旋藻營養素等於1公斤各種蔬菜，水果的營養素綜合營養。硒鍺鉻鋅液態海水螺旋

藻，是每天最佳的細胞營養食物。因此每天吃3餐，可以改1餐或2餐以硒鍺鉻鋅液態海水螺旋藻為代餐，因為肚子不會感覺餓，自然就瘦下來了。

前面文章有提到糖尿病的營養素療法，例如人體胰島素的合成，需要17種的胺基酸與鋅元素及硒，鉻礦物質的催化，因此日常飲食若是缺乏以上任何一種的營養素（原料），則人體就不能合成胰島素，那麼就是糖尿病人了。而硒鍺鉻鋅液態海水螺旋藻，以上17種胰島素合成的營養素原料全部都有了，當然每天吃硒鍺鉻鋅液態海水螺旋藻，有益糖尿病的預防與改善。

《螺旋藻的驚人療效》書上說，螺旋藻富含膳食纖維，可延緩飯後血糖急劇上升的作用，延遲及抑制葡萄糖等單糖類在腸道之吸收，提高耐糖能力，促進糖尿病病情穩定；又能改變腸胃及胰臟消化酵素的分泌，影響胰島素的分泌或直接影響葡萄糖的代謝，減少降血糖藥物的劑量。

由於糖尿病人的過氧化脂質太高，硒元素與鍺元素都有強大的抗氧化能力，可以使過氧化脂質下降，因此硒元素與鍺元素，鉻元素，鋅元素加液態海水螺旋藻，對糖尿病的改善具有超群的效果。

但是糖尿病要徹底改善，一定要堅持配合每天控制食

量7分飽，不吃零食，還要每天運動流汗，例如小跑步，30-60分鐘，才會看到效果，就是：少食+運動。但是7分飽，受不了，怎麼辦？前面已經說了，以不會餓的硒鍺鉻鋅液態海水螺旋藻當代餐就OK了。

A-3-18 有益肝功能改善

肝病的治療以營養補給為基本，醫生一般建議以攝取1）高蛋白，2）高維他命，3）高礦物質的飲食，而硒鍺鉻鋅液態海水螺旋藻正是符合以上3樣營養素的食物。

肝臟具有很強的再生能力，即使切除一部分，也可以恢復原來的大小，但是需要補充優質的蛋白質非常重要。螺旋藻含有60%-70%的植物蛋白質，含量是大豆的2倍，牛肉的3倍，而且氨基酸的含量完美而均衡。其貝他-胡蘿蔔素含量，遠遠超過一般綠黃色蔬菜，維他命B群的含量很高，尤其含有非常豐富的維他命B_{12}，可以淨化血液，對貧血有幫助，是肝炎最佳的營養素。

A-3-19 支援生命活動的核酸

《螺旋藻的驚人療效》書上說，與生命有關的重要物質，從病毒，細菌等原始微生物到高等動物，存在於所有生物細胞中的物質——就是核酸。螺旋藻含有3-4%的核

酸。核酸分為DNA(去氧核糖核酸)與 RNA（核糖核酸）這二種。它的功能就是：支配蛋白質的合成，進行遺傳情報傳達，負責生命現象最根源工作的物質。因此，核酸是體細胞構成素材不可或缺的物質。

那麼由哪裡去攝取核酸呢？

當然硒鍺鉻鋅液態海水螺旋藻就是最好的來源了。

A-3-20 尿酸能抑制癌症的發生

《螺旋藻的驚人療效》書上說，最近的研究證實尿中所含的尿酸，對於癌症，糖尿病，高血壓，心臟病，動脈硬化，白內障，肝疾病，腦中風，關節風濕症，腎炎，胃潰瘍，巴金森氏病，變形性關節炎，慢性胰臟炎的發生原因之活性氧（自由基）具有消除的作用。

以上任何一種疾病，都是一個原因所引起的（萬病一因），而任何疾病可用相同的藥物治好（萬病一藥），血漿中的尿酸濃度愈高的動物愈長壽，就是尿酸的作用。因此以前有所謂尿療法，就是這個原理。但是因為螺旋藻含有高含量的核酸，因此每天攝取螺旋藻這種高核酸食物，人體內就會自動合成人體所需的尿酸了。

人體尿酸癒多，癒不容易罹患癌症，但是尿酸值高的人，容易引起痛風，但是螺旋藻是鹼性食物，可將酸性的尿酸變成鹼性，將超出人體過量的尿酸中合，變成水溶性化，對消除痛風有幫助，很多人食用螺旋藻後，痛風獲得很大的改善。

A-3-21 螺旋藻可增強免疫系統

前蘇聯科學家研究證實車諾比核電廠輻射外泄的意外事件，導致許多孩童因遭受過量輻射照射，而骨髓受損，免疫能力缺乏，無法製造足夠的紅，白血球，有嚴重的過敏症狀期間達6個月，當時由日本提供大量的螺旋藻給這些孩童吃，連續6周每日服用5公克的螺旋藻後即回復正常；顯示螺旋藻確實能有效刺激身體的免疫力。這樣的結果，促使俄羅斯政府頒定螺旋藻為治療放射病的專門藥物，也就是使用螺旋藻作為醫療級食物（Medical Food），以減少輻射所產生的過敏反應。以上螺旋藻是醫療級食物（Medical Food）可是俄羅斯政府認定的哦！

而醫療級食物（Medical Food）又是什麼呢？就是Food Medicine，就是食物藥(營養製劑) Nutraceutical。

現在俄羅斯侵略烏克蘭，俄羅斯戰情處於劣勢，揚言要施打戰略性核武，因此大家要多準備「硒鍺液態海水螺旋藻」，做為治療放射病的專門藥物。鍺元素也是抗輻射哦。

A-3-22 防衰老

許多醫生相信，衰老是由於長期營養缺乏所導致的結果。根據許多研究報告，老年人在服用螺旋藻後，血液循環會有改善，因此能量，活力也增加了。

研究老化的先鋒——班哲明法蘭克博士就證明了，年老時能量的喪失和肉體的退化是由於維持細胞健康所需的細胞核物質—RNA, DNA不足的原因。他發現讓病患在飲食中加入富含RNA, DNA的食物，像是沙丁魚，魚類，燕麥和深綠色蔬菜，他們又重新恢復記憶力，而且外表也變得年輕。沙丁魚是RNA含量最豐富的食物來源之一，每100公克約含有590毫克的RNA，但是螺旋藻中RNA的含量有3-4%的核酸（3-4公克），比沙丁魚還要多得多。因此螺旋藻是防衰老的最佳食物。

A-3-23 追求新糧食：微生物蛋白的糧食化

森下敬一說，人類的歷史，以前都是與饑餓和營養失調作戰的歷史。疫病的發生與糧食的供應不足，是抑制人口增加的最主要原因。進入本世紀，人口爆發性的增加，使得糧食的增產趕不上。現在世界的人口剛剛達到80億人，預計到2050年，世界人口將達到100億人。但是地球的資源是有限的，因此不可能無限的增加糧食供人類食用。

這樣一直發展下去，可預見的未來，人類的糧食危機一定
會發生？怎麼辦？對策在哪裡？

　　大家都知道，微生物的生長速度極快，為高等植物或
動物的數千倍。微生物單位面積的收穫量，也是其他作物
不可媲美的。以水稻來比喻，水稻一年可以採收2到3次，
而螺旋藻約每7-10天可以採收一次，因此工業化大量養
殖，培養池或設備多一點，就可以天天輪流採收螺旋藻。
通常農作物的可食部分，大都為其收穫的一半以下，但是
螺旋藻是沒有根莖葉的植物，全部都可以吃的。而菌體
含有豐富的蛋白質，例如在酵母中含有45-60%，綠藻含有
45-60%，螺旋藻含有60-70%的蛋白質。螺旋藻蛋白質比大
豆（33-35%）多一倍，甚至比牛肉（18-20%）的蛋白質多
3倍以上。螺旋藻的蛋白質是屬於植物性的蛋白質，人體非
常容易消化吸收，可以十分有效的創造體力，是能夠增強
生命力的食物。

　　因此人類面臨糧食危機，瞭解螺旋藻與現在的農作物
相比，利用太陽能源的高轉換效率，基於以上的事實，人
類老早就想到微生物螺旋藻將是未來人類的糧食資源。

A-3-24 森下敬一 說：由食物來杜絕疾病──螺旋藻有希望成為消除癌症的食物

　　食物等於生命。食物是創造人體細胞的原料。前文說，人體不斷的製造新細胞以取代老化或受損的細胞，每秒鐘約有5千萬個細胞凋亡，同時另有5千萬個細胞新生，在持續修復與再生的過程中建立了自癒機制。

　　因此每天要由食物攝取人體不能自製的46種必需營養素，而且必須同時存在，缺一不可，否則生命再造連鎖圖就散了；若細胞原料充足，細胞才能正常健康的新生，這是人類追求健康的基本條件。

　　但是如何達到這個目標呢？由以上分子矯正醫學理論的解說，人類生病的二大原因：1）體內缺氧 2）營養不均衡，因此每天要由食物補充46種必需營養素，就可以達到營養均衡不生病。而目前全世界符合並超越以上標準的食物就只有硒鍺鉻鋅液態海水螺旋藻了；因此森下敬一 以上的看法，癌症的預防與治療也在於食物，當然是先知先覺的前輩了。

　　螺旋藻當然是非常完美的原生態食物，但是目前「開放式」的養殖方式存在很多的缺點，會生長輪蟲而失敗；因此「密閉式」的養殖方法興起，現在百家齊放，Winco

預計硒鍺鉻鋅液態海水螺旋藻 原生態食物Whole Food，由於本書的公開說明，在世界各地會有很多的生物科技廠商很快會成功上市，改善世界人的健康，硒抗癌，鍺抗癌，再加上超級食物海水螺旋藻，一定可以實現前輩 森下敬一：由食物來杜絕疾病——螺旋藻有希望成為消除癌症的食物 的觀點。

A-4 硒 Se

　　硒，原子編號34，元素符號 Se，原子量78.96。是在1817年由瑞典的貝傑利亞斯所發現，以希臘女神Selene 為名字，中文名字為 硒。因此發現硒元素至今已經205年了。

　　硒被國內外的醫學界和營養學界尊稱為「生命的火種」，享有「長壽元素」，「人體天然解毒劑」等美譽。它對人類的健康起著非常巨大的作用。

　　1956年法國科學家施瓦茲Schwarz 由肝臟中提煉出很濃的大蒜氣味物資，經過檢驗證實就是硒元素，由此證明人的肝臟需要硒元素；以前老一輩的人生病的時候，要吃豬肝養生，也就同時攝取到硒元素了，而改善了健康，真的非常聰明啊。

A-4-1 硒的功效

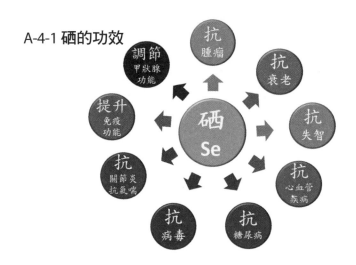

專家研究指出，人體缺乏硒元素，與癌症，心臟病，心血管疾病，肝病，腎臟病，白內障，失智症……。等40多種的疾病有關。

A-4-2 35000 篇有關硒的論文

超過35828篇國際學術期刊肯定硒的功效 （20200712更新）

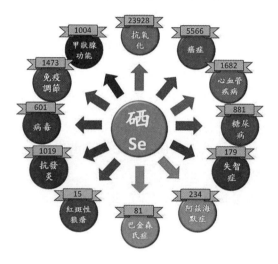

《微量元素激活生命》書上對於硒元素的功能，直接定義說：

抗氧化，抗癌，抗紫外線，抗不孕。

硒元素的功能，在前面已經提到：

1）「硒」元素，終結了「克山病」

1935年黑龍江省的克山縣，土壤缺乏硒元素，因此所

種植的穀物與蔬菜就缺乏硒元素，而人類每天吃了這些缺乏硒元素的農作物後，人類就不能補充到人體所需的微量元素「硒」而致病。

2）「硒」元素與肝癌發病率的關係

江蘇省的啟東縣是有名的肝癌村，當地的老百姓都因為土壤缺乏硒元素而致病，肝癌而死。

3）「硒」元素有助延年益壽

廣西巴馬縣是有名的長壽村，當地土壤富含硒元素，百歲人瑞特別多，他們的血硒含量是一般人的3倍以上。

4）美國研究報告證實

在美國，住在土壤中含硒量較少的地區之居民，罹患癌症之機率較高。

相反的，住在土壤中含硒量較多的地區之居民，罹患癌症之機率較低。

作物中硒含量低，則癌症死亡率高。

攝取硒少的人群，癌症死亡率高。

由以上事實，大家得出結論：硒是抗癌之王。

硒在地殼中的含量僅為一億分之一，地球表面的硒元素含量不均勻，運氣好的地方土壤富含硒元素，就是長壽村，例如廣西巴馬縣，江蘇的如皋，新疆和田，江西的宜春；運氣不好的地方土壤缺乏硒元素，就是克山病：各種心血管疾病，肝癌村了；經過中國全國土壤的硒元素含量檢驗，發現中國的土壤有72%是貧硒地區，說臺灣也是貧

硒地區,怎麼辦?

有關硒元素與人體健康的關係,近百年來已經有非常多的研究報告與書籍,現在節錄一些主要的功能如下,給大家參考。

A-4-3 硒是人和動物的必需微量元素

羅卡爾克Rotruck在研究人體中硒的作用時,發現硒元素是谷胱甘肽過氧化物酶的構成成分,一個谷胱甘肽過氧化物酶分子含有4個硒原子,只在有硒的情況下,這個酶才能起清除代謝活動中產生過氧化物的作用,在缺硒的情況下,這個酶就失去功能。谷胱甘肽過氧化物酶與人體的各種疾病與老化有非常密切的關係。

這個研究說明硒元素是人類維持正常生命力的必需物質。因此聯合國衛生組織在1973宣佈:硒是人和動物在生命活動中不可缺少的微量元素。

A-4-4 硒是心臟的保護神

前面提到1935年黑龍江省克山縣流行的心血管疾病,就是當地的土壤缺乏硒元素的原因,因此當地人每天吃缺乏硒元素的農作物而致病。其他國家若土壤缺乏硒元素,也一樣會發生「克山病」:各種心血管疾病。德國的科學

家測定了數百人冠心病，動脈硬化，心肌梗塞，和高血壓病人的血硒含量，測得的結果這些人的血硒含量比健康的人低很多。

在美國的缺硒地區，死於心血管，中風，及其他與高血壓有關疾病的人，比富硒地區的人高3倍。美國流傳這樣一個趣聞：聽說在美國的西南部有一個地方被稱為「中風帶」，居住在這一地區的人，中風的機率特別高。有趣的巧合，正好這一地區土壤硒元素的含量是全美國最低。這個美國「中風帶」的故事，是不是正好與中國黑龍江省克山縣的「克山病」：各種的心血管疾病，江蘇省啟東縣的「肝癌村」的故事，都是因為土壤缺乏硒元素一樣的原因？

芬蘭和紐西蘭是心肌梗塞死亡率最高的2個國家，恰好也是土壤中硒元素含量最低的地方。動物缺乏硒元素，也會心血管疾病，因此紐西蘭的羊群飼料要加硒元素，否則會發育不正常，羊毛脫毛與肌肉萎縮，都生長不出來。

大陸有一位心肌炎患者，入院時心率每分鐘31下，血壓量不到，血硒僅0.024微克/毫升，給於服用有機硒後，3天後心率達到每分鐘74次，心率與血壓都恢復正常。本書也有一個心率不整的見證，宜蘭三星鄉的鄧太太也是心率不整，心跳每分鐘30多下，時常暈倒，10多年來藥一直吃不好，最後Winco建議她每天吃富硒富鍺的有機米，身體

補充到硒元素與鍺元素後，心跳恢復60多下，就正常了。

2022/7/29 自由時報報導，醫師示警：心衰竭比癌症更致命。

心臟基金會副執行長成大醫院心臟血管科趙主任指出：心衰竭是65歲以上主群最常見的住院主因，且每3人就有1人會在住院後一年內死亡，每2人就有1人會在5年內死亡，比許多癌症更致命。心衰竭盛行率約1%-3%，推估台灣心衰竭人數超過70萬人。

亞東醫院心臟血管醫學中心吳主任表示，心衰竭非高齡者專屬，當心臟無法打出足夠的血液供身體所需，就會造成一連串的負面影響，各年齡層都應注意，當身體累，喘，腫等症狀交集在一起，如體力變差，出現氣喘以及小腿水腫情形越來越嚴重時，要提高警覺，建議做心臟超音波與抽血檢查。

近日報紙連續報導3位企業家第二代接班人，40多歲，在上班中忽然心肌梗塞，當場暴斃而亡，都來不及送醫院急救，令人覺得非常可惜；2022/10/27網路報導說，阿拉伯王子，33歲，英俊瀟灑又多金，也忽然心臟病發作死亡，他們天天吃大餐，營養應該不錯啊，其實他們發生心肌梗塞的心血管疾病的原因，就是日常的飲食缺乏硒元素，與前面說的心衰竭原因相同，就是與黑龍江省克山縣流行的

心血管疾病相同的原因，台灣的土壤缺乏硒元素，即使天天吃大餐，也吃不到硒元素，因此容易發生各種心衰竭等心血管疾病而死亡。 怎麼辦呢？

每天吃富硒富鍺的有機食物，由日常飲食補硒補鍺，是養生好方法。

有心臟病權威專家寫有關心臟病的書，厚厚的一本書中竟然沒有提到硒元素這個字，大概是他不知道心臟病與硒元素的關係，黑龍江省克山縣流行的心血管疾病，最後政府給當地老百姓補充硒元素而終結了「克山病」：各種心血管疾病。台灣的土壤缺乏硒元素，當然也有「克山病」：各種心血管疾病，由小病累積成為大病，然後裝支架，最後換心臟，這些都是非常高明的醫術，其實若能夠早一點知道由日常飲食補硒補鍺，或許就可避免以上的痛苦了。

A-4-5 硒與性機能

近日新聞報導，國人性功能障礙（ED）有年輕化的趨勢，醫學會曾調查，我國40歲以上男性每2位就有一位有勃起功能障礙；40歲以下年輕男性性功能障礙ED發生率，從2010年的5%，到2015年上升到15%，成長3倍且持續增勢。一般認為是由於現代生活環境的壓力日增與飲食，生

活習慣有關，如熬夜，高脂飲食等。研究發現性功能障礙者常是心血管疾病的前兆，逾6成患者3年內可能併發心血管疾病。前文說，硒元素是心臟的保護神，而性功能障礙患者會發生心血管疾病，表示性功能障礙與心血管疾病都是因為身體缺乏硒元素的原因。目前日常的飲食缺乏硒元素，因為土壤缺乏硒元素，人類每天吃缺乏硒元素的農作物，身體自然也就缺乏硒元素而毛病百出了，專家研究指出，人體缺乏硒元素與40多種的疾病有關，果然沒有胡說。

由實驗中證明，男人在食用帶有放射性的硒元素後，發現其中25-40%的硒元素集中在男人的生殖器官。又發現缺乏硒元素的男人，精蟲的尾巴會斷掉，因此不能成功受精懷孕。

Winco在此舉出3個見證，以證明以上的觀點正確。

1）很多頻尿的客戶，在吃了富硒富鍺的米糠2-3天後，就感覺頻尿已經改善了，大概是因為人體攝取到硒元素後，生殖器官補充到硒元素，而改善了性功能。

2）一位卓太太，37歲，對Winco說，她與先生已經結婚3年了，一直沒有懷孕，我告訴她以上男人缺乏硒元素，精蟲的尾巴會斷掉不能懷孕的事，因此建議她與先生都要

吃富硒富鍺的米糠，以補充硒元素，試試看；她說她先生吃了富硒富鍺的米糠後，非常有感覺，大概是性功能恢復正常了，沒有想到3個月後她懷孕了，10個月後生下一個健康寶寶3600公克的男嬰兒，非常非常的高興。

3）年輕的男人都有一個特別的生理現象，就是在天亮的時候，會有晨勃的現象，而在60-70歲後，這個晨勃的現象就慢慢的退化消失了，這是一般的正常生理現象。但是Winco今年75歲，每天吃富硒富鍺的食物後，大概是每天也攝取到了硒元素後，感覺到天亮的時候，也有晨勃的一點感覺，這完全見證了硒元素的功力，有逆齡的效果。

2022年1月2日自由時報報導，試管嬰兒擴大補助，逾2萬對夫妻受惠，辦法公佈後不孕治療人次較2019年同期成長58%，希望在少子化時代，一圓當父母的夢想。依目前市場行情，人工生殖每次療程費用約20萬元，37歲的W小姐，耗資百萬才求得寶寶。因此有不孕的婦人，可以學前面舉例的卓太太看看，夫妻每天攝取富硒富鍺的食物，應該有想不到的效果。

2022年2月9日自由時報又報導，知名導演明金成陪老婆坐月子，突然心因性休克宣告不治，享年51歲，他老婆也剛花費百萬元做10次試管嬰兒，得龍鳳胎。本文前段說：研究發現性功能障礙者常是心血管疾病的前兆，逾6成

患者3年內可能併發心血管疾病。說得真準確，因為性功能障礙與心血管疾病的真正原因就是人體缺乏硒元素，因此可以推理出導演明金成就是因為缺乏硒元素而使妻子不能懷孕，自己也心血管疾病而死。

我國每七對夫妻就有一對有不孕問題，前文說國人性功能障礙（ED）有年輕化的趨勢，可見現代人缺乏硒元素非常嚴重，因此，我國農業的重點發展方向就是要全國大力的推廣種植富硒富鍺的功能性農作物，這是現代人補充硒元素鍺元素最好的方法，也是現代人改善性功能障礙（ED）與心血管疾病最好的方法。

A-4-6 硒提高紅血球的輸氧能力

紅血球的血紅素含有4個鐵離子，每一個鐵離子可以帶4個氧離子，因此每一個血紅素可以帶16個氧離子，若是紅血球受到過氧化物自由基的攻擊，它的輸氧能力就降低了，血液中含硒元素的數量低，血紅蛋白被氧化就越多，此時就是要靠富硒富鍺食物中硒元素與鍺元素的超強抗氧化能力，還原恢復它的輸氧能力了；這樣才能把氧帶給機體的每一個細胞，讓每一個細胞都能行使正常功能，不異常，就不易生病了，因為缺氧是萬病之源。

A-4-7 硒是重金屬的解毒劑，失智症的解方

硒在人體內會與重金屬鎘，砷，鉛，汞等結合，排出體外，因此被譽為「天然解毒劑」。以前工業廢水污染稻米的鎘米事件，吃後產生痛痛病；現代汽車廢氣污染，空氣中充滿了鉛離子，吃深海的魚，含汞量又太高，或現代農業使用含汞的農藥太多，污染了農作物，現代人生長的環境中，人體隨時都會吸收到以上對人體有害的重金屬，因此身上難得的硒元素，就會優先消耗在以上重金屬的解毒，那麼其他器官就得不到硒元素的補充而生病了，這是現代人缺乏足夠硒元素的原因之一。

衛福部統計至2019年底，推估我國失智人口達29萬3千多人，每年失智人口以1.7萬人成長。立法院預算中心報告書指出，我國人口老化，失智人口日益嚴重，推估2061年失智人口將突破85萬人。失智人最主要的發病原因之一就是如以上的說明，長年日常的飲食重金屬污染，例如鎘，砷，鉛，汞在腦部彙積，而引起腦功能退化，最後變成失智人口，因此身體需要大量的硒元素來解腦部重金屬的毒，那麼硒元素在那裏呢？

專家研究指出，人體缺乏硒元素，與癌症，心血管疾病，心臟病，肝病，腎臟病，高血壓，白內障，失智症……等40多種的疾病有關，因此每天吃富硒富鍺的食

物，是養生好方法。

A-4-8 硒與眼睛

硒與眼球中視網膜上光子的傳導有關。在視覺靈敏的動物如松鼠與鹿，其視網膜平均含硒元素600-800微克/公克，視力較弱的動物只含8-10微克/公克的硒。

1）老鷹在高空飛，可以看到非常遠 地上的小老鼠，老鷹眼睛中硒元素的含量是人類的100-150倍。

2）白內障病人眼睛中硒元素的含量是一般正常人的1/6。

3）長壽村（富硒地區）小孩近視的比率是其他地區的1/10。

4）教育部國教署學童視力保健計畫主持人，高雄長庚醫院近視防治中心主任吳佩昌說，視神經有四千多萬條，感光細胞則有上億個，感光細胞是唯一能將光和電轉換的細胞，氧化壓力很大，會產生很多廢棄物，甚至比大腦的能量轉換消耗更快。假如一直長時間用眼，用3C產品，會產生更多廢物，累積大量氧化物並傷害視網膜，怎麼辦？因此由食物補充抗氧化營養劑的硒元素，是保護眼睛好方法。

5）美國太平洋大學眼科學院麥克卡敏斯基教授說，人類眼睛的疾病，有75%的原因是因為眼睛缺乏強的抗氧

化營養劑，尤其是缺乏硒元素，因為人類眼睛中的微血管是最細的，若缺乏硒元素等抗氧化劑，則眼睛的微血管不能清除視網膜晶狀體中的脂質過氧化物，也就是前段說的累積大量氧化物，造成晶狀體渾濁，那麼眼睛的微血管不通，傷害視網膜，眼睛當然出毛病了，例如白內障。

現在市場上保養眼睛的健康食品，只知道葉黃素，若能夠再加上有機硒元素，效果一定更好。有一位方先生與一位翁小姐，在喝了富硒富鍺的茶葉後說，隔天上午感覺眼睛比較亮一點，大概是眼睛補充到硒元素後，改善了視力吧。

6）前面提到宜蘭三星鄉有一位鄧太太心跳30多下，心率不整的見證，我知道她的心率不整疾病的原因就是與上面黑龍江省克山病的相同原因，因為臺灣的土壤缺乏硒元素，因此即使每天吃她自己種植的有機米與有機蔬菜也會因為缺乏硒元素而生病，因此Winco馬上問她說，你的眼睛是不是也不好？

她回說，你怎麼知道？

Winco就是知道以上硒元素對眼睛健康的關係，因此馬上推理出她的心血管疾病證明身體缺乏硒元素而引起，則眼睛缺乏硒元素，她的眼睛也一定有問題。

7）臺灣一位知名的政論家李教授，他曾在自由時報的文章說，他長年受心臟病與眼睛疾病所苦，李教授同時有心臟病與眼睛疾病不是偶然，其實就是身體嚴重缺乏硒元素的原因；以上長年的疾病，要吃什麼藥呢？怎麼長年吃藥都一直吃不好呢？以至於長年受苦，因為藥不是細胞的食物，李教授身體細胞真正需要的食物是「硒」營養素，因此吃富硒富鍺的食物，由日常的飲食補硒補鍺就可以了。專家研究指出，人體缺乏硒元素，與40多種的疾病有關，因此可以再推理出，李教授一定還有很多其他缺乏硒元素的疾病。

8）空氣污染上升，眼睛中風倍增

近日報紙報道，臺北榮總與陽明大學利用健保資料庫，對照氣象站的空污監測報告分析發現，當一周內的空氣污染增加十億分之一時，發生眼中風的機率就會上升1.1倍，尤其糖尿病人，高血壓，高血脂，老年人發生風險更達2倍。北榮眼科醫生說，「眼中風」就是中心視網膜動脈阻塞，被血栓堵住，會導致視網膜失去血流供應，造成組織壞死失明，通常表現為突發性，無痛的嚴重喪失視力。目前已知空污會增加結膜炎，乾眼症，視網膜收縮狹窄，那麼以上這些疾病如何預防呢？由以上的說明，我們已經知道硒元素是最強的抗氧化營養劑，可以清除視網膜晶狀體中的脂質過氧化物，預防「眼中風」，因此每天吃富硒富鍺的食物，是養生好方法。

9）飛蚊症消失了

現代乾眼症，飛蚊症的人很多，讓眼睛補充富硒食物中有機的硒元素看看，應該有不錯的效果。一位生產創意紙盒的曹老闆，因為肺腺癌而食用大量的硒鍺米糠後，臉上因為服用標靶藥物產生很多的黑色爛痘消失了，沒有想到他多年的飛蚊症也消失了，他說一般人都認為飛蚊症沒有藥醫，現在他說硒鍺米糠是飛蚊症的解方，其實這是見證了硒元素對於飛蚊症的功效。

10）眼睛度數降低了

Winco最近半年來開車時，一直覺得眼睛看交通路牌文字不清楚，懷疑是不是度數又增加了，前日去寶島眼睛行配新眼鏡，結果奇跡發生了，檢驗結果Winco左眼的度數由750度降低到600度，右眼由550度降低到400度，左右眼同時各降低150度，原來 Winco眼睛模糊看不清楚的原因，不是度數加重了，而是度數減輕了的原因。

以上原因大概是Winco現在每天「裸食」硒鍺液態海水螺旋藻，攝取到大量的硒元素吧！真不可思議的結果。

由以上10點，可以知道硒元素對眼睛健康的重要了，但是以上所說的硒元素，是指食物中的有機硒元素，人體的吸收效率高，不是無機的硒元素哦。

A-4-9 硒 與 關節炎 大骨節病

大骨節病是一種地方病，曾在俄羅斯的烏洛夫流域與中國邊緣地區流行，主要表徵是全身的軟組織，多處出現一小塊一小塊的壞死斑點，使得骨骼嚴重變形，外表上最容易看到手指異常變形，一個個指關節都顯得特別大，嚴重時喪失勞動能力，同時肌肉萎縮，發育不良，這也是風濕性關節炎的現象；後來發現大骨節病與克山病，動物白肌病相伴流行，最後發現發生這些疾病的原因都是因為土壤缺乏硒元素，因此糧食的硒含量，人體的血硒含量，都比非病區低很多，說明病區的人民處於缺硒狀態，因此每天吃富硒富鍺的食物就是以上疾病的解決方法。

A-4-10 硒與禿頭

在澳洲與紐西蘭等土壤缺乏硒元素的地區，當地的牛，羊吃了缺硒的草後，體內也就嚴重缺乏硒元素，以至於發生脫毛與指甲脫落的情況極為常見，因此飼料要加硒元素才能避免以上疾病的發生。因此人類禿頭的原因，也是由於缺乏硒元素，改善的方法就是多吃富硒富鍺的食物，由日常飲食補硒補鍺，是養生好方法。

翁小姐的父親吃富硒富鍺的米糠，2天後就感覺頻尿改善了，非常高興，也就買了很多的富硒富鍺米糠，分享他

的朋友，一段時間後，他的朋友發現翁小姐父親的頭髮變黑了，這是意想不到的收穫。也同時見證了硒元素的不可思議的功效。

A-4-11 硒與老化

有關老化的問題，自由基理論被認為就是人類老化的原因。簡單的說，人體內60兆的細胞，由於受到自由基激烈的攻擊，細胞核受到衝擊，導致遺傳基因DNA發生突變而引起癌症，並破壞心臟及血管等之組織，而加速人類的死亡。

前段提到硒元素是谷胱甘肽過氧化物酶的構成成分，谷胱甘肽過氧化物酶就是人體在新陳代謝過程中產生大量自由基的剋星，能夠發揮強大的抗氧化力及氧化還原力，以保護人體60兆的細胞免受自由基的攻擊，因此它與人體的各種疾病與老化有非常密切的關係。一個谷胱甘肽過氧化物酶分子含有4個硒原子，只在有硒的情況下，這個酶才能起清除代謝活動中產生過氧化物的作用，在缺硒的情況下，這個酶就失去功能。因此每天吃富硒富鍺的食物，由日常飲食中攝取微量元素硒與鍺，那麼就確保了谷胱甘肽過氧化物酶的強大抗氧化力及氧化還原力，以抵抗自由基，是人類延緩老化的捷徑，也是養生好方法。

A-4-12 現代人缺乏足夠的硒元素

現代人缺乏足夠硒元素的一個最主要的原因是目前農業的盲點造成。

1992年地球高峰會（Earth Summit）指出，過去100年來，由於雨水的沖刷，自然界的礦物質流失海洋，亞洲地區土壤流失礦物質76%，又在同一塊土地上，世代務農幾十年，那些土壤上的礦物質，老早就被以前種植的農作物吸收光光了，因此土壤非常的貧瘠，那麼在缺乏礦物質的條件下，肥料只知道加氮，磷，鉀三要素，違反了前面A-2-2玫瑰鹽文章1971年英國的地球化學家的實驗報告，人體內血液的礦物質曲線與地殼的礦物質曲線是平行的天生的自然法則；因此，在缺乏礦物質的條件下，再怎麼的有機農耕，種植出來的農作物，也是礦物質營養素不足，這就是第一代有機蔬菜。

由於以上農業的盲點，害死很多台灣的素食者，他們都是喜愛自然醫學養生的環保人士，每天吃以上種植出來的有機農作物，以為健康又環保，但是這些農作物全部礦物質營養素不足，因此全身一身病。

Winco非常瞭解以上農業的盲點，因此提出第二代有機蔬菜的理論：如何種植出百年前的蔬菜水果農作物，第

三代有機蔬菜的理論：如何種植出我的農作物就是我的藥，我的藥就是我的農作物；就是種植出富硒富鍺的農作物（食物藥），但是很多專門在教學自然農法的專家老師（當代權威），不認同Winco以上的理論，他們認為自然農法不可以亂加玫瑰鹽，微量元素等各種礦物質，否則就不是自然農法，應該是他們死腦筋吧！由前面的資料可以知道，黑龍江的克山縣土壤缺乏硒元素就是克山病（各種心血管疾病），江蘇啟東縣土壤缺乏硒元素就是肝癌村，廣西巴馬縣土壤富含硒元素就是長壽村，而台灣的土壤缺乏硒元素，為什麼不能添加硒元素作為農作物的肥料？《非常有機》書上說：如果把菠菜種植在含硒的土壤上，那麼生長完成的含硒菠菜就是很珍貴的藥用菠菜；這樣我們就可以由日常飲食攝取到硒元素了，那麼以上的克山病（各種心血管疾病），肝癌村就可以避免了。

因此每天吃富硒富鍺的食物，就是現代人缺乏硒元素的解方。

A-4-13 世界病毒感染流行地區，也是當地土壤缺乏硒元素地區

2011年的出版物將病毒感染性疾病(HIV/AIDS，流感，SARS，埃博拉病毒，豬流感，禽流感)的發展和傳播與土壤硒水準較低的地區聯繫起來。文章中的一張地圖用

新病毒的來源覆蓋了土壤硒缺乏的地區。像中國這樣的國家，土壤中普遍缺乏硒，城市人口數以百萬計，這些國家最容易發生病毒進化和傳播，台灣也是缺硒地區。

以上的說明，正好與前面中國黑龍江省的克山縣流行的「克山病」：各種心血管疾病，江蘇省的啟東縣是所謂的肝癌村，美國的西南部有一個地方被稱為「中風帶」，這些地區都有一個共同點，就是土壤都是缺乏硒元素的地區，那麼當地的人民每天吃了這些缺乏硒元素的農作物，當然身體就缺乏硒元素，導致抗氧化能力低下而免疫力降低，因此容易感染病毒，台灣也是缺乏硒元素地區，怎麼辦？

湖北省恩施縣土壤富含硒元素，被世界研究微量元素的專家譽為「硒都」，恩施縣的人，每10萬人才6人染新冠肺炎，超低的染疫率，其他地區的染疫人數是恩施縣的2-20倍。因為恩施縣的人，每天可以吃到富含硒元素的食物，因此免疫力高，自然超低的染疫率了。

每天吃富硒富鍺富鉻富鋅的醫療級食物/食物藥（營養製劑Nutraceutical），由日常飲攝取硒元素與鍺元素，是預防目前流行的新冠肺炎好方法。遠遠勝過土壤富含硒元素的廣西巴馬縣長壽村，因為鍺元素的抗氧化能力比硒元素更強，鍺元素是吃的氧，缺氧是萬病之源。日本醫學博士山口武津雄在《硒的臨床》書上說，硒元素與鍺元素並用的超群效果，聽說它的治癒率接近百分之百。

A-4-14 成人每天硒元素的攝取量為 50-200 微克

　　中國的科學家對黑龍江克山縣地區的心血管疾病，心臟病的病人作每日食物硒元素攝取量的調查，測定出成人每日硒元素的攝取量低於17微克時，便會出現「克山病」。美國的食品與營養委員會推薦的每日硒元素的攝取量為50-200微克。對於癌症患者中國專家建議每日硒元素的攝取量為500微克。人體每日最高硒的攝取量為900微克，最低有毒攝取量的平均值為1540微克。

A-4-15 中國營養學會推薦的補硒標準 Safe Standard of Se Supplement：

補硒人群	使用量 (微克/天)	作用
癌症患者	200~400	抑制癌細胞生長，阻斷癌細胞的能量供給，減輕抗癌藥物的毒副作用。
接受放射化療的癌症患者	400~900	減少放射化療及抗癌藥物的毒副作用，增加食慾，保護白細胞。
肝病、腎病患者	250~350	可幫助肝臟分解與排除毒素，即時清除肝臟內的有害代寫產物，保護肝細胞，補硒同時對腎小管、腎小球有保護和修復作用。

心腦管病患者	250~300	可保護缺氧的心腦細胞，保護心肌和血管內壁細胞，減少外圍血管的阻力，防止心肌纖維化，縮小心肌梗塞面積；改善心肌收縮和舒張功能，調整心律，防止心肌缺血缺氧性損傷。
糖尿病患者	300~400	硒保護和改善胰腺功能，防止胰島細胞被破壞，尤其對糖尿病的併發症(白內障下肢浮腫、心血管疾病、腎功能損害等有很好的作用)
久病不癒者	100~200	提高免疫力，修復受損細胞，恢復其正常功能，增強自癒力。
孕婦、乳母	50~100	提高免疫力，防治感染疾病，保證胎兒、乳兒的硒攝取量(牛奶含硒量僅為母乳的一半)。
兒童	25~50	促進兒童成長，智力發育，改善營養不良的狀態，保護視力，提高抗病能力。
從事有毒有害工作者	100~200	排除體內有毒、有害物質、修復損傷。
使用手機電腦操作者	50~150	減輕輻射損傷，保護脾臟、肝臟。
交通警察、司機	100~200	清除尾氣粉塵對人體的汙染，降低鉛積蓄的毒性，修復損傷形成細胞抗氧化保護。
長期吸菸飲酒者	100	清除毒素，修復損傷，保護呼吸系統，心腦血管，增強免疫功能。

被動吸菸者	50~100	清除毒素，修復損傷，保護呼吸系統心腦血管，增強免疫功能。
運動員比賽時	250	增強紅血球攜氧能力，盡快消除高應機能力，增強體能。
亞健康狀態者	50~100	減輕精力不足，疲乏無力，周身不適，內分泌失調等症狀，形成細胞抗氧化保護。

　　請問大家看了以上這一張表格，有什麼感想？就是請問「硒」元素在哪裏？

　　你做到了嗎？請大家看A-4-1硒的功效，A-4-3硒是人和動物的必需微量元素，C-13 自由基氧化與各種疾病。台灣的土壤缺乏「硒」元素，因此大家都因為缺乏「硒」元素而生病，尤其是老年人最嚴重，這是大家生病原因的結構性問題，因此Winco寫這一本書的目的，就是希望世界各地的農友，都一起來種植富硒富鍺的農作物，讓大家能夠由日常的飲食攝取到人體需要的微量元素：「硒」元素與「鍺」元素，改善世界人的健康。

A-5 鍺 Ge

「鍺」是神奇的「醫療礦物質」，以上是日本大形郁夫將他對鍺元素的研究後所寫的書名字。書的封面說，消除活性氧，電磁波之害的最佳選擇！從癌症，肝硬化，糖尿病，高血壓，到疼痛，酸痛……，地球上最後僅存的醫療礦物質。

A-5-1 鍺元素發展的 4 個時期：

鍺元素的發現，是個驚奇的過程，俄羅斯的化學研究所所長瓦倫科夫博士將鍺元素的發展分成4個時期；

第一期，預言原子序32的元素的誕生

從1870年開始，就是元素週期表的製作人門德列夫宣佈，預言在原子序31的鎵元素之後，有一個還沒有發現的原子序32的元素。

第二期，發現期

15年後的1885年開始，德國的溫克拉從銀礦中單獨分離出一個未知的新元素，它的原子序32，並以德國的名字命名為：Germania 鍺。

第三期，代表物：二極管

從1948年開始，修克雷等人利用鍺的半導體性質發明了半導體管和二極管，因而進入了電子飛躍進步的二極管

時代。

第四期，代表物：有機鍺Ge-132

是從1967年開始，日本淺井一彥博士由煤礦合成有機鍺Ge-132，瓦倫科夫博士認為這是生物有機鍺化學出現的時期。

A-5-2 鍺元素發展的第 5 個時期

代表物──鍺醫療用具/鍺項鏈，鍺手鏈，鍺貼布

大形郁夫說，他曾經有非常嚴重的肩膀酸痛和肌肉痛所苦，於是立刻開始飲用鍺，結果以上疾病很快就消失了，就好像卸下肩上的重物似的，身體變得非常輕鬆。在親自確認鍺的效果後，他就開始積極宣傳鍺元素的好處，結果很多人都因為使用鍺元素而擺脫難治的疾病，甚至臥病在床的人使用鍺元素後，能夠重新站起來。要不是他親自印證，真的很難相信這種奇跡，但奇跡還是發生了。

大形郁夫也被淺井發明有機鍺Ge-132的熱情所感動，在發現鍺元素具有現代醫藥品所沒有的神奇力量，以及親眼目睹擺脫疾病的人的喜悅後，大形郁夫決定投入推廣鍺元素的行列。並寫了第二本書：鍺 消除疼痛，引出自癒力/神奇的「治療的半導體」。同時推廣鍺飲料，外用鍺，例如 鍺金屬粒，鍺項鏈，鍺手鏈，鍺貼布，鍺溫浴等，造成1989年鍺醫療金飾品的大流行。因此，大形郁夫 說，他應

該可以算是鍺元素發展的第五期吧！

A-5-3 鍺元素發展的第 6 個時期

代表物——硒鍺米，硒鍺茶，硒鍺螺旋藻

寫到此，Winco發現Winco是鍺元素發展的第6個時期的創造者。

Winco發表「Winco農法5.0」的理論，其中第三代有機農作物的理論：

如何做到我的農作物就是我的藥，我的藥就是我的農作物；就是以精準農業的技術，種植出富硒富鍺的農作物，讓人類可以由日常的飲食，就可以攝取人體需要的微量元素硒與鍺，改善人類的健康，達到「日常飲食」與「食療」結合的自然醫學，就是「Winco農法5.0」的目標。

根據「Winco農法5.0」，以後富硒富鍺的蔬菜，水果，穀物與茶葉，咖啡，葡萄等等有機農作物一定普及化，硒元素是冬蟲夏草的主要成分，鍺元素是人參的主要成分，等於人類每天都在吃超級食物營養素/醫療級食物/食物藥（營養製劑Nutraceutical），是人類養生的重大突破。Winco 2015年利用淺井發明的有機鍺Ge-132，先養殖螯合出硒鍺液態海水螺旋藻，再以硒鍺液態海水螺旋藻培養液

稀釋100倍當液體肥料種植水稻，蔬菜，水果與茶葉，開發出以上富硒富鍺的有機硒鍺米，硒鍺茶，硒鍺蔬菜，硒鍺火龍果，人類天天都可以由日常飲食吃到鍺元素與硒元素，就好像居住在長壽村一樣，改善了人類的健康，因此Winco是鍺元素發展的第6個時期的創造者。

A-5-4 那麼鍺元素有什麼醫療的功能呢？

日本有非常多的鍺元素專家寫的書，就以醫學博士 丹羽芳男寫的《鍺可治癒現代病》最經典，封面說，治癒癌症「吃的氧和營養素」的奇跡；在日本治療癌症，成人病等各種難治疾病上，具有驚人的效力。還有第二冊《鍺可治癒現代病》續本，封面說，分子矯正醫學，改變了過去的常識。沒有任何副作用，而能在家庭簡易實施的營養療法。將你的病症漸漸的給以根治。

以下有關鍺元素的內容，有大部分都是取材於日本鍺元素專家寫的書，以後富硒富鍺的醫療級食物普及後，一定可以收集到非常多的有關硒元素與鍺元素的營養素療法的見證。

將醫生束手無策的「末期癌症」給治癒了！以上是《鍺可治癒現代病》書上的第一篇開場白。「用什麼方法都可以，請救救我父親吧！」，M小姐以悲痛的聲音語無

倫次的述說症狀，加上隨時都會流出眼淚，醫生已經宣告她父親只剩下6個月的生命了……。醫學博士丹羽芳男要怎麼治療呢？「盡量給他充分的氧氣與46種必需營養素……。治療現代病（俗稱成人病或慢性病），不需要藥物或注射的治療，以自然自癒力為中心治療病症，稱為分子矯正療法。丹羽芳男的藥方就是給病人每天服用3公克的鍺，4公克的橘子花粉，結果第二天又黑又臭的糞便由人工肛門排泄出來了。以細胞的狀況來把握健康，供給氧氣與營養素，提高細胞的新陳代謝作用。如此的話，所謂的現代病，可望全部治癒。結果4個月後，癌症的腫傷漸漸消除，最後康復了。

用正確的健康知識剋服癌症，以下是丹羽芳男與M小姐的談話內容：
1. 癌症是因為由於血液混濁而引起的。
2. 癌症是缺乏氧氣而引起的。
3. 血液混濁是由於缺乏氧氣與營養素而引起的。
4. 性格不可過分頑固。

基本知識與鍺的認識：
1) 為了充分攝取氧氣，以鍺來補助。
2) 為了攝取46種必需營養素，適當運用橘子花粉。
3) 要矯正頑固，首先培養對他人的感激之心。

A-5-5 鍺是吃的氧

前面的硒鍺海水螺旋藻有提到，鍺又稱為食用氧， 補充鍺可以使體內供給更多的氧氣。人類在吃進食物後的新陳代謝過程會產生很多的氫離子，因為鍺離子和氫離子的結合力非常強，所以，鍺會取代體內的氧氣與氫結合，全部變成尿及汗液而排出體外，因此新陳代謝產生的氫離子沒有與體內的氧結合成水，氧就保留下來，如此便可充分的供應氧氣到體內缺氧的器官，恢復器官的正常功能。

因此中藥的野生人參為什麼這麼厲害，因為野生人參富含鍺元素，而鍺元素就是氧氣的代用品，鍺與氫結合，氧就保留下來，沒有消耗掉，食用後20-30小時，鍺在尿中排出體外。生病的人吃人參後，體力好轉，精神好，就是因為身體的氧氣增加了，而體內缺氧是萬病之源。

A-5-6 天然有機鍺的效能在於強化自然自癒力

《鍺可治癒現代病》書上說，「天然有機鍺」具有各種優異的藥理作用，但是與化學藥劑卻有顯著的差異，因為化學藥劑只具備對局部有效的對症效果，而「天然有機鍺」卻能改善全身性體質的效果。現在的藥物療法只能抑制慢性病的痛苦或不適感，無法杜絕病原。

大部分的人以為治療疾病一定要依賴醫生或藥物，這種想法也是不正確，因為治療疾病只有靠自身的力量，人類原本就具備使身體恢復正常的復原力：即自癒能力。醫生的工作就是幫助病人來實現這種力量罷了。

　　「天然有機鍺」之所以在慢性病療法上如此受到人們的矚目，就是因為它可以增加血液中的氧氣量，使全身的組織和細胞活化，或者誘發「干擾素」的作用，強化自然自癒力。

A-5-7 植物天然有機鍺 與 有機鍺 Ge-132

　　Winco在此特別說明，日本專家在書上說明的「天然有機鍺」就是指淺井發明的有機鍺Ge-132，因為它可以溶解在水中被人體吸收，而稱它為「天然有機鍺」，它是一種錯化合物，在人體內鍺與乙基分離時，乙基會與體內的鈣，磷結合，排出體外，造成鈣質的流失，因此吃有機鍺Ge-132時，一定要同時補充鈣質；而Winco的植物有機鍺是指採用淺井發明的有機鍺Ge-132當肥料，與植物或螺旋藻中的氨基酸螯合Bio-chelating 成農作物中的有機鍺，就如同種植在北韓的人參，吸收土壤中的鍺元素，變成人參中的植物有機鍺，人體吃到北韓的人參後，身體的氧氣增加，而精神百倍，有益健康一樣。而硒鍺米，硒鍺茶，硒鍺螺旋藻就是採用淺井發明的有機鍺Ge-132與無機硒元素

先養殖海水螺旋藻，再以硒鍺海水螺旋藻當液體肥料，農作物不但含有植物天然有機鍺，更含有植物天然有機硒，比人參更高一級。

　　而植物天然有機鍺的人體吸收效率一定比淺井發明的有機鍺Ge-132要高出很多，而且沒有副作用。淺井發明的有機鍺Ge-132其實就是水溶性的無機鍺元素的化合物的粉末，它有副作用，就是會引起人體鈣質的流失，因此要同時補充鈣質。農作物吸收土壤中的鍺元素，與氨基酸螯合，才是真正的有機鍺，人體容易吸收，改善健康的效果好，又沒有副作用。

A-5-8 缺乏氧氣易得癌症

　　癌症的發生是由於長時間飲食生活不正常所引起，如此則容易使體質酸性化，礦物質與維他命的攝取不足，則身體也會慢性化的氧氣不足，因此只要稍有引發的因子，癌症就會發生。世界權威德國的奧托-瓦爾布魯博士說：缺乏氧氣最甚者就是癌症患者。因此癌症患者的首要改善方法就是補氧，那麼要如何補氧呢？前面的硒鍺海水螺旋藻的特點，有3個補氧的方式：

1）活性葉綠素a吃進人體變成血紅素，綠血變紅血。
2）鍺元素就是吃的氧，前面已經說明清楚了。

3）硒元素可以將被自由基氧化的血紅素還原，恢復血紅素的輸氧能力。

另外硒鍺海水螺旋藻含有8種人體必需的氨基酸，18種維他命，及近百種的海水礦物質（因為它採用含有84種礦物質的喜馬拉雅山岩鹽3%當海水做培養液），已經超越分子矯正醫學的理論標準，因此癌症患者大量攝取硒鍺液態海水螺旋藻有益疾病的改善，就是所謂的營養素療法，它是未來的主流醫學，但是這是專屬於有福氣的人，相信的人。

A-5-9 鍺的抗癌作用

《鍺可治癒現代病》書上說，當癌細胞異質化時，鍺元素有抑制分裂的作用，可以阻止癌症細胞的增殖，這種作用是由於鍺元素的半導體性質而來。癌細胞的電位相當高，且激烈的變動，癌細胞與正常細胞的電位可以明顯的區別。由於癌細胞非常激烈的分裂增殖，而鍺元素具有奪取其他原子的電子的性質，一旦碰到異常的癌細胞，會發揮搶奪癌細胞電子之功能，並將電位降低，被降下電位的癌細胞，它的分裂增殖會產生變化，有的會停止活動。

A-5-10 鍺的陣痛效果

據日本醫生的報告，鍺元素可減輕癌症末期患者的痛

苦，有些患者在臨終時仍然保持著令人難以置信的安詳，可能是由於鍺的半導體性質會擾亂造成痛苦的離子。而且鍺元素在人體中又可誘發腦髓糖質，這些物質能夠發揮麻醉的作用。

A-5-11 鍺元素與放射線治療

鍺元素的又一個作用，可預防放射線治療的副作用。當放射線照射癌細胞時，周圍正常的細胞也會遭受波及，最重要的傷害是破壞全身的紅血球與白血球。這些血球非常的脆弱，受了微量的放射線照射，就產生破壞而生命就會發生危險。放射線就是將電子放出，電子會破壞細胞與血球，而鍺元素能在血球周圍搶奪放射出的電子，具有保護細胞與血球的作用，因此採用放射線療法的癌症患者，為防止放射線對身體所造成的傷害，應該攝取鍺元素。

A-5-12 鍺元素對癌症的制壓的第一作用：會產生活性化氧氣

前文中有關鍺是吃的氧，我們吃下食物後，在新陳代謝中會產生很多氫離子，此時若有鍺元素，會搶先與氫離子結合，20-30小時後以尿或汗方式排出體外，這樣氧氣就沒有消耗掉，保留下來，這些氧氣會與一個電子結合成為活性化超氧氣。維他命C的大量攝取，也會產生活性化超氧氣。但是鍺元素能夠產生比維他命C多2000倍的活

性化超氧氣。以上這些生成的活性化超氧氣可對白血球起作用，白血球能夠將從外界侵入的濾過性病原體，加以捕食。而癌細胞原本就不是從外界侵入，與正常細胞沒有多大差別，白血球誤認為自家人，就不會攻擊它。可是此時若有鍺元素的活性化超氧氣，白血球可以因為癌細胞電位差異，會猛然的捕食癌細胞，直接把它吃下去。這種活性化超氧氣是無法從外界攝取，除了利用鍺元素在身體中生成外，別無他法。以上是日本醫學博士丹羽芳男寫的《鍺可治癒現代病》書中的說明。

A-5-13 鍺元素對癌症的制壓的第二作用：夢的抗癌劑——干擾素

丹羽芳男又說，鍺元素就是會產生濾過性病原體抑制因子感應電流的作用，也就是夢的抗癌劑——干擾素。抑制因子在人體內生產成功，是把誘發劑實用成治療法的一種進步。尤其這些誘發劑全無副作用，無論是癌症患者或是健康的人，其體內都能生產干擾素，是針對癌細胞而來，可抑制癌細胞的增殖，只有對人體的細胞發生作用。

鍺元素攝取越多，干擾素的產量也越多。但是人體也要有充分的營養，否則干擾素也不能發揮作用。那麼鍺元素在那裏呢？就在古時候中藥的人參裏面，但是人參每公斤百萬元以上，太貴了，吃不起，怎麼辦？那麼硒鍺液態

海水螺旋藻就是最好的超級食物了，因為除了含有鍺元素外，又含有充分的營養素，有益干擾素發揮作用。

董宇紅博士，這位歐洲病毒學及傳染病專家說，在英國有專家做實驗：在36個健康的人的鼻孔中，同時接種新冠肺炎COVID-19病毒，結果有17個人沒有感染病毒，這說明了17個沒有感染病毒的人，他們天然免疫系統強，可以分泌足夠的干擾素，不易得新冠肺炎，也不容易得重症。日本醫學博士丹羽芳男說得好：鍺元素就是會產生濾過性病原體抑制因子感應電流的作用，也就是夢的抗癌劑—干擾素；以上2位專家都提到「干擾素」的好處，那麼請問「干擾素」哪裏來？？以上營養製劑Nutraceutical：硒鍺液態海水螺旋藻就是最好的來源了。

A-5-14 鍺與各種現代病

丹羽芳男醫學博士在《鍺可治癒現代病》的書上，舉例非常多鍺改善人體健康的例子，例如：糖尿病，低血壓，心肌不全，過敏性鼻炎，頭痛，肩酸痛，過敏性濕疹，肝臟的情況轉佳，消除疲勞，腎臟結石消失，高血壓的改善，慢性膀胱炎與神經痛之痊癒，皮膚瘙癢症之改善，斑點，青春痘的消失，更年期障礙之痊癒，以上這些疾病，在書上有非常詳細的解說，如何發病的經過，疾病如何痛苦，但是丹羽芳男醫學博士對以上疾病的治療配方

只有一種，就是鍺加花粉，也就是：萬病一藥，那些疾病就全部改善了，讓我非常吃驚，鍺元素竟然這麼厲害，是不是就印證了前面說的鍺元素是吃的氧，而缺氧是萬病之源理論的印證；其實丹羽芳男醫學博士的治療配方是依據分子矯正醫學的理論施行，人生病的原因有二：

1）體內缺氧
2）營養不均衡；

因此每天要由食物攝取8種必需氨基酸，18種維他命，20種礦物質共46種必需營養素，那麼就可以達到營養均衡不生病。因為花粉是植物的種子，要傳宗接代，各種的營養素非常豐富，因此鍺加花粉的配方，已經達到「萬病一藥」的效果，鍺元素就是補氧氣，花粉就是代表46種必需營養素，因此以上這麼多的疾病，都可以獲得改善，也同時印證了分子矯正醫學理論的正確無誤。

以上硒鍺海水螺旋藻有3個補氧的方式，海水螺旋藻的營養素成分當然比花粉更好，顯然硒鍺海水螺旋藻（含植物有機鍺）一定比丹羽芳男醫學博士以上這些疾病的配方無機鍺加花粉好更多。

A-5-15 鍺與減肥

Winco每天吃硒鍺鉻鋅胚芽米糠麩，2個月後，我忽然發覺我的褲頭鬆了，我馬上量體重，67公斤，這是大事情，無意中減少3公斤，我以前刻意減肥，每天吃2餐8分飽，一個月也才68.7公斤，但是忍不住，恢復以前吃3餐，馬上又回到70公斤，繼續吃硒鍺鉻鋅胚芽米糠麩3個月後，體重變成65公斤，這是夢幻的數字，為什麼？我馬上查看《鍺可治癒現代病》的書，書上說他日本的客戶，沒有特別的疾病，只是為了身體健康，每天服用鍺與花粉，2個月減少體重6公斤。Winco的食慾非常好，吃零食，水果吃到飽，竟然體重由70公斤降低到65公斤。

森下敬一在《天然有機鍺和健康》書上說，「鍺」和以往的減肥藥不同，它可將血管中的多餘脂肪和老廢的物質溶解成酒精狀而排除體外，達到減肥的效果。

A-5-16 鍺與痔瘡

Winco 2018年前到香港參加食品展覽會，第一天一位客戶買一罐硒鍺鉻鋅胚芽米糠麩，第3天一早又要來買，但是已經賣完了，他說硒鍺鉻鋅胚芽米糠麩不錯，要再買10罐，就先預付港幣，我回台灣再寄給他。

Winco 想客戶要一次買10罐，又說硒鍺鉻鋅胚芽米糠麩不錯，他身上一定有什麼毛病才會買這麼多，因此 Winco 偷偷的問客戶說，請問你身上有什麼毛病，才會一次買10罐硒鍺鉻鋅胚芽米糠麩，客戶不好意思說出來，在我的筆記本上寫一個字：痔，他說他痔瘡非常嚴重，沒有想到吃硒鍺鉻鋅胚芽米糠麩後，第二天馬上止住，因此第3天展覽會一開始入場，他馬上趕來會場要買硒鍺鉻鋅胚芽米糠麩。

我回台灣後，趕快查看丹羽芳男醫學博士《鍺可治癒現代病》的書：

痔瘡，凍傷，裂傷可治癒，以上痔瘡的起因是由於血液循環不良的病症。而鍺元素對以上疾病的治療與預防有非常好的效果。這一次香港的展覽會，由於客戶吃硒鍺鉻鋅胚芽米糠麩攝取到鍺元素因而改善了痔瘡的疾病，讓 Winco 對於鍺元素的功能有進一步的認識。

A-5-17 鍺與羊癲瘋

以下是《鍺可治癒現代病》的書上對於羊癲瘋的解說：

一般羊癲瘋的症狀就是：全身顫抖不停而倒下，口吐白泡沫的疾病，這是所謂的大發作的情形。還有所謂小發作，是指在數秒至數十秒間會失去意識，中斷語言能力，

拿在手上的東西全掉落，動作中斷，眼睛眨不停。精神運動發作時，意識模糊狀態，緊咬嘴唇，雙手緊握，無意識的走來走去。有時有錯覺與幻覺，夢幻狀態，有時會突然有恐懼感侵襲過來，這種發作與大發作一樣多。

Winco 看到以上對於羊癲瘋小發作的解釋，大吃一驚，那不就是Winco 三叔的毛病嗎？他台大電機系畢業，就是時常忽然拿在手上的東西全掉落，眼睛眨不停，雙手緊握，無意識的走來走去，時常幻覺有美國的情報人員要對他不利，時常寫信給調查局，說有人要害他，調查局的人員多次來家裏查訪，知道他的疾病而不再理他一次又一次寫的信；他晚上睡覺前，一定用椅子與棍子抵住門，因為害怕半夜有人會進來害他；我們對於他的毛病，困擾不已，到底是什麼原因？

書上解釋說，羊癲瘋的發作，是因為腦的神經細胞不斷放出電，但卻積蓄在腦內，一時放電過多的結果。市面上雖然有治療羊癲瘋的藥物，但沒有副作用的最佳營養素是鍺元素，它有半導體的性質，會將腦的生體電使其少量逐一放電，因此繼續服用鍺元素，就不會再發作了。鍺元素真是神奇的營養素。

台灣醫生研究指出，空污與氣溫像是羊癲瘋發作影響因素之一，氣溫每降10度，羊癲瘋的發作就可增加6% 就診

人數。以全台灣醫院統計，每月台灣羊癲瘋發作的就診人數約14000人，怎麼辦？

每天吃富硒富鍺的食物，由日常飲食攝取硒元素與鍺元素，是養生好方法。

A-5-18 鍺溫浴—魯魯洛泉水的奇跡

談鍺元素一定要知道：鍺溫浴—魯魯洛泉水的奇跡 的故事。

被視為「奇蹟之泉」的魯魯洛泉水救人無數

法國南部，靠近西班牙邊界有一處「魯魯洛泉水」，由巴黎坐飛機約1小時，由於泉水救人無數，而被視為神水，同時流傳著許多奇蹟，是基督徒心目中的「奇蹟之泉」。

醫學博士卡利路是深知該泉水其中奧秘的科學家，有一次在造訪「魯魯洛泉水」途中，一位同行的少女瑪麗菲朗因罹患結核性腹膜炎三期而奄奄一息，由於卡利路博士曾為該女病患看過病，瞭解病症癥結，判斷死期只是遲早的問題，於是清晨在抵達「魯魯洛泉水」時，即囑咐病患家屬以泉水擦拭病人全身，不多久，病人泛白的臉色竟逐漸有了血色，因罹患腹膜炎而突起的腹部也逐漸軟化縮

小，經把脈後，發現原本錯亂的脈搏也回復正常，至下午時分，原已瀕臨死亡邊緣的病人，幾乎已完全康復，此時卡利路博士簡直嚇瘋了，對「奇蹟之泉」的神奇頻呼不可思議。

在溫泉的角落，發現有50多隻的拐杖丟在地上不要了，表示有很多人拿著拐杖去泡溫泉，泡完溫泉水後，健康改善了，可以走路了，因此就不再需要拐杖了，就把拐杖丟在溫泉水旁邊的角落了，真的是「奇蹟之泉」。

經過科學家的分析，證明「魯魯洛泉水」中含有豐富的礦物質，其中「鍺」元素更佔有相當高的比例，據研究泉水中鍺元素含量達到75ppm。同樣的情況也出現在日本青森縣的「山吹泉水」及富山縣的「穴之谷靈水」，該兩處泉水均含有豐富的礦物質，尤其是微量元素。

讀完上述魯魯洛泉水的奇跡 的故事，Winco找機會一定要去法國魯魯洛泉水朝聖，親自體驗魯魯洛鍺泉水的厲害。同時Winco有個有趣的問題：如果將文中的結核性腹膜炎三期之女病患送往世界上任何一家知名的醫院，請問醫生將開出什麼樣的「西藥處方單」？？會有效嗎？？

其實人類生病，除了病毒感染外，大部分原因，全都是「營養缺乏」的故事。

A-5-19 魯魯洛泉水在台灣

Winco寫完以上魯魯洛泉水的故事，忽然推理出魯魯洛泉水很快會出現在台灣，就是利用養殖「硒鍺海水螺旋藻」的大量培養液，因為含有高含量的硒元素與鍺元素，又利用「超音波」將螺旋藻的細胞膜裂解，讓螺旋藻細胞內的各種氨基酸營養素溶解在水中，然後加熱到42度，那麼這就是世界獨一無二的「硒鍺海水螺旋藻浴」了。

現在高級的氨基酸面膜，每片300元，但是沒有硒元素與鍺元素；日本只有鍺元素的手浴與足浴，但是沒有螺旋藻的氨基酸，因此遠遠不及以後台灣的全身「硒鍺海水螺旋藻浴」了，Winco非常期待魯魯洛泉水的奇跡在台灣早日來臨，那麼一定天天都有奇跡發生。

而且這些在「硒鍺海水螺旋藻浴」後的水，稀釋後正是各種農作物最佳的硒鍺有機液體肥料，讓全國各地種植硒鍺蔬菜，水果，稻米，茶葉，咖啡，遍地開花，大家每日的食物都含硒含鍺，有益提升人體的免疫力，達到營養均衡不生病的理想；雖然台灣的土壤沒有硒元素，也沒有鍺元素，但是因為「Winco農法5.0」生物科技農業的創新技術，讓大家每日的飲食都可以享受到硒元素與鍺元素的好處，就好像住在長壽村一樣的幸福。以上是最佳的農業循環典範。

A-6 吃富硒富鍺超級食物營養素之食用見證例子

特別聲明：

1）以下的見證，只是提供大家養生的參考，不代表產品的功能性，不是在宣傳產品，也不是要取代醫療，生病還是要看醫生哦！

2）以上硒元素鍺元素的功能性寫那麼多，但是到底是不是真的？若不是看到以下硒鍺食物的食用見證那麼多，Winco才敢寫這一本書，否則豈不是Winco在自我欺騙。

3）Winco 希望這些見證例子，能夠讓世界各國的農業相關人員相信硒元素鍺元素的功能性，因而帶動世界各國富硒富鍺 功能性的農作物快速普及化，改善世界人的健康。

4）現代醫學講究的是實證醫學（Evidence-based Medicine），以下見證就是例子。

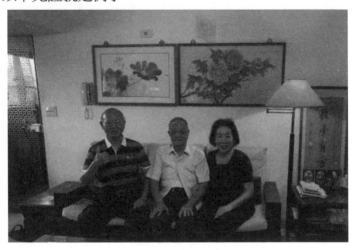

A-6-1 吃硒鍺米，體力恢復了

　　樓上7樓的楊太太，大約每15天就來6樓按門鈴，買3包的硒鍺有機白米，已經連續買6個月以上，因此引起Winco的注意，那一天又來按門鈴，要買4包硒鍺米，我就請楊太太進來坐，Winco對她說，硒鍺米不便宜，但是你已經連續來買6個月以上，請問你吃硒鍺米，有什麼感覺？楊太太對我說，她今年73歲，她的先生88歲，以前是海軍當陽艦的艦長退休，大約半年前她的先生早上不能起床，每天只能躺在床上，沒有力氣；她忽然想到前日我們大樓開會時，我有送給每一戶1包硒鍺米，她聽我說我的硒鍺米不錯，早餐就煮硒鍺白米粥給楊先生吃，沒有想到第三天吃了第3碗硒鍺白米粥後，楊先生就可以起床了，可以自己走路上廁所了，這樣她照顧楊先生也輕鬆多了，就這樣開始每10多天就來按門鈴買3包硒鍺米，她還抱怨說，她先生現在可以自己坐計程車去銀行領18%的利息，錢的事情還不讓她插手。

　　楊先生家每天吃「硒鍺米」已經2年了，前日楊太太告訴我說，她去臺北醫學院看楊先生的檢驗報告，心臟血管科的醫生與腎臟科的醫生都對她說，一個90歲的老人，血液與尿液的檢驗報告都符合標準，非常不容易啊。她說現在她老公每天精神很好，可以去外面散步了，快樂得很。Winco聽了以上楊太太說她老公吃硒鍺鉻鋅有機米的功效，非常的驚奇與高興，讓我認知硒元素與鍺元素改

善老人健康的不可思議的效果；也證明了「硒鍺米」就是功能性米，未來世界各地的農友一定要大力的種植「硒鍺米」，改善世界人的健康。

（Winco特地到7樓與楊先生，太太合照，以資證明）

Winco忽然發現以上楊先生的見證，正好與前面A-5-2鍺元素發展的第5個時期 文中所說的故事完全相同：很多人都因為使用鍺元素而擺脫難治的疾病，甚至臥病在床的人使用鍺元素後，能夠重新站起來。大形郁夫說，要不是他親自印證，真的很難相信這種奇跡，但奇跡還是發生了。楊先生也是臥病在床的人，也是吃了3碗 硒鍺白米粥而可以起床站起來自己走路上廁所的人，以上證明了鍺元素不可思議的功能。「鍺」是神奇的「醫療礦物質」，以上是日本大形郁夫將他對鍺元素的研究後所寫的書名字。

A-6-2 心率不整改善了

三星鄉鄧太太心率不整，心跳每分鐘30多下，時常暈倒，在吃硒鍺米補充到硒元素後，心跳變60多下，鄧太太非常高興，藥吃10多年一直吃不好，沒有想到吃硒鍺米，攝取到硒元素後心率不整就正常了。

其實這就是黑龍江克山縣心血管疾病的相同原因，因為當地的土壤缺乏硒元素，因此每天所吃的食物就缺乏硒

元素，全縣的老百姓都因為缺乏硒元素而生心血管疾病而死，最後給老百姓補充硒元素而解決了「克山病」。

A-6-3 頻尿改善了

　　三星鄉鄧先生頻尿，晚上每1-2小時起來小便一次，攝腹腺指數10點多，正常指數要4以下，醫生建議要開刀治療，他不要開刀；吃硒鍺米6個月後攝腹腺指數變3點多，不要手術了。因為男人的硒元素有40%在生殖器官，但是因為臺灣的土壤缺乏硒元素，因此每天吃缺乏硒元素的食物，性功能就退化了，但是在吃了「硒鍺有機米」後，人體補充到了硒元素，因此性功能就慢慢恢復正常，頻尿就同時改善了。

　　台中市的蔡醫師前日來訪，他是美國的醫師，他說現在的醫學藥吃不好，醫院越開越大，有良心的醫生都轉到自然醫學，正好我台中的朋友送給他一包「硒鍺有機米」，他看到硒鍺二字後大吃一驚，因此專程來臺北拜訪Winco，在言談中，蔡醫師約每20分鐘就說對不起，上廁所，上4次，Winco當場對蔡醫師說，你的頻尿就是你的身體缺乏硒元素的原因，因此在蔡醫師結束拜訪的時候，Winco送給他2罐富硒富鍺的米糠，要蔡醫師補充硒元素。結果，3天後蔡醫師打電話告訴Winco說，硒鍺米糠已經發揮到非常神奇的效果，他的頻尿改善了。

A-6-4 長年咳嗽好了

一位82歲林老太太，每到冬天都會咳嗽不停，吃中藥，看西醫都醫不好；另外她的腳皮膚發癢，抓破皮，搽馬油沒有用。怎麼辦？

Winco就建議她吃硒鍺米糠看看，沒有想到她說吃硒鍺米糠一罐沒有吃完，以上多年咳嗽不停與皮膚發癢的老毛病就全部好了。她說她以前每2星期要吃5500元的中藥，吃10多年沒有效果，現在每天吃硒鍺米糠，非常便宜，不要再吃中藥了。

以上改善的原因，大概是因為她特別愛惜身體，她說她每天三餐都吃硒鍺米糠，每天都攝取了大劑量的硒元素與鍺元素，有益提升人體的免疫力吧。

A-6-5 改善睡眠

另外，林老太太的女兒在中國時報上班，晚上3-4點下班，回到家睡不著，每天晚上要吃安眠藥，非常痛苦，她看到她母親吃硒鍺米糠效果非常好，就跟著吃硒鍺米糠看看，沒有想到非常好睡，竟然睡過頭了，那天她專程陪她的母親來買4罐的硒鍺米糠，同時告訴Winco她睡不著的事。

A-6-6 頻尿改善了，頭髮變黑了

翁*禹買2罐硒鍺米糠給她的父親吃，2天就改善頻尿的毛病，就line告訴Winco要再買4罐「硒鍺米糠」，我星期四早上拿給她，結果晚上又line給我說，要再買8罐「硒鍺米糠」，Winco說為什麼，他父親說硒鍺米糠非常好，要送給朋友吃；前日翁對我說，現在她父親的朋友發現她父親的頭髮變黑了，非常高興。以上的事實，再一次見證了硒元素與鍺元素有益養生。

A-6-7 非常好睡

另外，翁的母親晚上不好睡覺，要吃安眠藥，非常痛苦，沒有想到吃硒鍺米糠後，非常好睡，現在她母親硒鍺米糠一吃完，馬上就叫她女兒買硒鍺米糠。

A-6-8 她懷孕了

宜** 聽Winco說，男人若缺乏硒元素，精蟲的尾巴會斷掉，就不能懷孕，這是書上專家說的；在一對一拜訪時，她對Winco說結婚3年了，一直沒有懷孕，因此我建議她與老公都要吃硒鍺鉻鋅胚芽米糠麩，補充硒元素看看。她就買硒鍺米糠與老公同時吃，她說她老公吃硒鍺米糠後非常有感覺，沒有想到3個月後懷孕了，Winco對宜**

說，寶寶生下來要請我
吃飯。10個月後生了一
個3600公克的健康男寶
寶，38歲的高齡產婦得
子非常不容易，當然非
常高興。現在她繼續在
吃硒鍺米糠，我笑著問
她是不是要生第二胎，
她點頭，Winco祝福她。
前日Winco 在line問她第
二胎生了沒有？她回說
生了一位3700公克的女

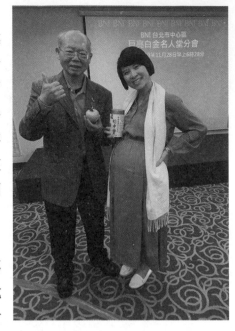

嬰，40歲的高齡產婦生第二胎非常不容易啊。

A-6-9 痔瘡改善了

　　2018年Winco去香港參加展覽會，一位男士買了一罐
硒鍺米糠，第三天早上展覽一開始，他就要再買硒鍺米糠
10罐，因為第2天就賣完了，因此拿港幣給我，我回台灣再
寄給他。他說硒鍺米糠不錯，我想他一定有什麼毛病才一
次買10罐的硒鍺米糠，因此我偷偷的問他說，請問你有什
麼毛病，你說硒鍺米糠不錯，他不好意思說，用筆在我的
筆記本寫：痔瘡的「痔」，他說他痔瘡非常嚴重，沒有想
到吃硒鍺米糠2天就止住了。因此趕快再來買。

Winco也非常高興，趕快查日本醫學博士的書：鍺可治癒現代病，查到鍺可治癒痔瘡的說明。

A-6-10 標靶藥物副作用消失了

一位創意紙盒的曹老闆，肺腺癌4期，Winco建議他「營養素療法」試試看，3天吃一罐的硒鍺米糠，每天攝取植物有機硒100微克，植物有機鍺55微克，同時送給他3本書，書上說硒元素是抗癌之王，鍺元素也抗癌。他說吃硒鍺米糠比標靶藥物便宜很多；因為他現在每天吃標靶藥物，一粒4000元，吃19個月，已經吃掉200多萬元；現在已經有抗藥性了，再吃標靶藥物沒有用了；就開始吃硒鍺米糠，15天後的晚上10點，肺腺癌的曹老闆忽然打電話給Winco說，要再買硒鍺米糠10罐，我說為什麼？他說15天已經吃硒鍺米糠5罐了，剩下5罐，馬上吃完；他說他長期吃標靶藥物非常毒，副作用在臉部有黑色的爛斑，鼻子下面2邊皮膚腐爛，沒有想到吃硒鍺米糠15天，臉部皮膚全部恢復正常，非常光亮，當然非常高興。

A-6-11 臉部的爛斑開始乾巴了

一位太太子宮肌瘤，她懷疑是癌症，臉部也是生長爛斑；Winco建議她「營養素療法」試試看，3天後她臉部的爛斑開始乾巴，有改善的效果，但是我有建議她要同時吃花粉，鍺+花粉 是日本醫學博士的癌症營養素療法的配方；但是硒鍺米糠是有機的硒鍺鉻鋅營養素+花粉，比日本的配方更好。

A-6-12 腋下的幾顆爛痘消失了

一位太太前日專程由木柵坐捷運來買一罐硒鍺米糠，說要買給她的姐姐吃，她說在展覽會場有買一罐硒鍺米糠，她每天吃一湯匙，沒有想到她長期腋下生長的幾顆爛痘，幾年來藥吃不好，每天很痛，忽然消失了，也不痛了，她將這個事實講給她的姐姐聽，因為她姐姐的脖子生長小肉瘤，不知道如何治療，因此也想買硒鍺米糠吃吃看，Winco說可能有改善，但是不能保證。

A-6-13 眼袋皮膚潰爛好了

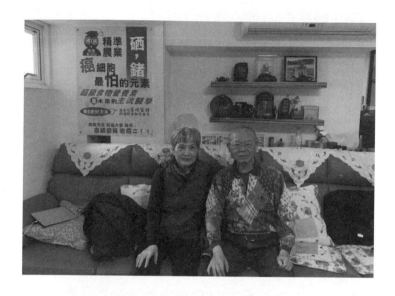

　　劉太太，74歲，住在臺北市仁愛路4段，前日又來買4罐的硒鍺鉻鋅胚芽米糠麩，她很高興的對Winco說出以下不可思議的見證：

　　劉太太說，3個多月前，她的左眼袋下面皮膚不知道什麼原因忽然潰爛了，皮膚發炎紅紅的，非常不好看，去看皮膚科，拿藥吃類固醇，抗生素，擦藥膏，已經3個多月，一直沒有改善，因為她每天都有吃硒鍺米糠養生，她忽然想到硒鍺米糠中的米糠的顏色與人體的皮膚一樣都是黃色，她就以硒鍺米糠擦在紅紅發炎潰爛的皮膚上，用米糠的黃色遮住紅紅發炎的皮膚上面來遮醜，這樣才不會看到紅色發炎的皮膚，非常不好看。

沒有想到第二天她發覺發炎潰爛的皮膚慢慢開始癒合了，第5天她發炎紅紅的皮膚全部正常了，她非常的高興，馬上打電話告訴Winco以上的見證，同時約好時間來，Winco再一次詳細的問清楚以上的見證，同時照相存證。這是Winco第一次聽到硒鍺米糠外用的見證。

聽完以上的見證，Winco也不知道要怎麼解釋，與前面第12個見證一樣，大概是微量元素硒鍺鉻鋅有益提升人體的免疫力吧。

以上的事實，讓我想到前面有關鍺元素解說的最後一段談到魯魯洛泉水的故事與魯魯洛泉水在台灣／硒鍺海水螺旋藻浴，Winco非常期待魯魯洛泉水的奇跡在台灣早日來臨，看到以上2個皮膚病的見證，Winco相信一定天天都有奇跡發生。

A-6-14 感冒好了

一位太太打電話來說要再買3罐的硒鍺米糠，她同時問說她前日小感冒，在吃了硒鍺米糠後，她的感冒就好了，她問說為什麼？我們回答她說，大概是你吃了硒鍺米糠後，攝取到硒元素與鍺元素，有益提升人體的免疫力吧！

A-6-15 我的感冒好了

　　Winco也有與上面14）相同的體驗，我去年參加素食展覽會時也小感冒，流鼻水已經10多天，沒有時間去看醫生，太太到西藥房拿藥給我吃，也一直吃不好，我很生氣，因為與客戶約晚上8點要送硒鍺產品到汐止給客戶，這是客戶在展覽會場訂購的，但是我流鼻水一直流不停，最後我忽然想到前面第4個例子，一位82歲林老太太，每到冬天都會咳嗽不停，吃中藥，看西醫都醫不好，最後每天早中晚吃硒鍺米糠就好了，Winco就學那一位82歲的林太太，拿一個碗來，大量加4湯匙的硒鍺米糠，再加熱水，攪拌均勻喝完，就與太太開車送硒鍺產品到汐止的客戶去，約20多分鐘後，我發覺已經不再流鼻水了，Winco告訴坐在旁邊的太太說，奇怪，怎麼流鼻水忽然停了，好了，我太太聽我這樣說，馬上回答我說：胡說八道，她不相信，她以為我是老王賣瓜，自己稱讚自己的硒鍺米糠好，Winco回答說，你看我的鼻水已經停了，我哪裡有必要對自己人說自己的產品好。

　　這個事實，讓我認識到硒鍺米糠成分硒，鍺，鉻，鋅礦物質營養素不可思議的功能性，有益在短時間內提升人體的免疫力，好像現在市場上還沒有看到這麼厲害的食物，硒鍺米糠是食物，不是藥，因此Winco非常看好硒鍺米糠的將來性，希望未來世界的農友將大量的生產硒鍺米糠，改善人類的健康。

A-6-16 減肥

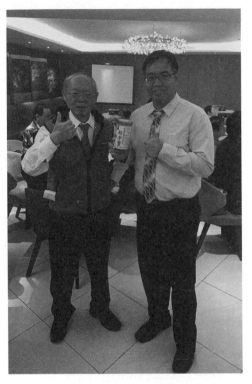

　　顏先生身高182公分，112公斤，每天開車機場接送客人，沒有時間運動；每天吃硒鍺米糠7星期後，減重8公斤變104公斤，血壓也降下來了，非常高興。再一個半月後體重變102公斤，共減肥10公斤。

　　硒鍺米糠含有22.1%的膳食纖維，顏先生吃硒鍺米糠後每天排便4-5次；又書上說，鍺元素和以往的減肥藥不同，它可以與血管中多餘的脂肪酸溶解成酒精狀，排出體外，因沒有減少食量，自然瘦下來。

A-6-17 便秘改善了

　　黃**先生是三峽地區知名的內科醫生，便秘非常嚴重，自己開的藥一直吃不好，不見改善。後來朋友介紹他吃硒鍺液態海水螺旋藻後，沒有想到多年的老毛病便秘，每天竟然非常的順利了，當然非常的高興。

另外，黃醫師有家族性的地中海貧血，多年來的紅血球指數都是10以下，但是自從吃硒鍺液態海水螺旋藻60顆後（2個月），他每3個月做一次檢驗，紅血球指數竟然達到11以上，黃醫師說，多年來這是第一次看到這麼好的數字。黃醫師因為硒鍺液態海水螺旋藻缺貨而停止吃，若繼續吃，應該會更好。

　　Winco聽到這個信息也非常的高興，大概是螺旋藻豐富的超級食物營養素改善了他的老毛病吧。

B

跨領域創新
之
時代
已經來臨

B-1 背景解說

　　本書談「醫療級食物的時代已經來臨」，前段剛剛談完岩鹽，海水螺旋藻，硒元素，鍺元素的功能解說，接下來這一段怎麼竟然談到這個主題：跨領域創新之時代已經來臨？大家一定覺得非常奇怪，牛頭不對馬嘴，因為本書主要就是為了證明：醫療級食物/食物藥Nutraceutical的時代已經來臨，因此不得不要將這個結論形成的過程說明清楚，那麼就要先請大家聽Winco說故事：跨領域創新之時代已經來臨，然後才能取信大家。

　　故事首先由本書的名字說起：

Winco農法 5.0：

跨領域之創新農業

　　——醫療級食物/食物藥Nutraceutical的時代已經來臨。

　　因此，本書顯然有2個主題：

主題1：跨領域創新之時代已經來臨。

　　有跨領域創新之農業，當然也有跨領域創新之各行各業，跨領域創新是目前企業生存與戰勝同業的唯一方法。因此本書將從跨領域創新說到機械製造業的聖經：地球村連鎖工廠的理論與實踐，生產週期如何由90天「逆轉」到3天 的方法，再說到Winco農法 5.0（Winco Agritech 5.0），台灣水

稻每年如何可以採收2次「逆轉」到6次的專利方法。

　　主題 2 ：醫療級食物/食物藥Nutraceutical的時代已經來臨。

　　有以上主題1 ：跨領域創新之時代已經來臨 的2篇理論，才能推理出「跨領域創新之農業」，再進一步推理出：

　　醫療級食物/食物藥Nutraceutical的時代已經來臨，那麼如何病人越來越多，「逆轉」到病人越來越少 也就水到渠成了。

　　其實這就是本書的2大特點/主題，因此本書有2個書名：

　　正面：Winco 農法 5.0：

　　跨領域之創新農業

　　──醫療級食物/食物藥Nutraceutical的時代已經來臨

　　背面：跨領域創新之時代已經來臨

　　因此，本書先說跨領域創新，再說醫療級食物/食物藥Nutraceutical的時代已經來臨。

　　若是本書就以「跨領域創新之時代已經來臨」為書名，也是非常精彩，那麼說如何健康活百二，說機械製造業的聖經，地球村連鎖工廠，說Winco農法5.0，地球村連鎖農場，說醫療級食物/食物藥Nutraceutical的時代已經來臨，這些都是跨領域創新的討論範圍，一點也不會感覺奇怪，牛頭不對馬嘴。那麼就請聽Winco繼續說故事吧！

B-2 機械製造業的聖經——地球村連鎖工廠的理論與實踐

　　這是Winco的部落格Winwinwyse的文章，首先就由Winco發表3篇理論的下面第一篇理論開始說起，機械製造業的聖經——地球村連鎖工廠的理論與實踐，接下來才能跨領域領悟出第二篇理論「Winco農法5.0」，最後才能歸納推理出第三篇理論，也是本書的主題：醫療級食物/食物藥Nutraceutical的時代已經來臨。

　　現在第一篇理論的內容，先簡單扼要的總結說明一下，主要就是要說明現在各行各業，當然包含現在最熱門的「大健康產業」，大趨勢可能「逆轉」的演變，最後才能推理出「醫療級食物/食物藥Nutraceutical的時代已經來臨」，讓大家相信這是真的。

　　現在先將本段的內容，簡單扼要的提示，方便大家快速瞭解。
　　1）「大量生產，降低成本」90天的生產方式，「逆轉」為「多種少量」3天的生產方式，90天變3天，生產週期差30倍。
　　2）彈性製造系統FMS「90天變3天」的原理

3）彈性製造系統FMS「90天變3天」的實例解說

4）智慧頌——開工廠不要錢，智慧就是錢

5）200個約翰韋恩=200個設計專家=200個事業單位
=200個機械產品

6）智慧的公式

7）Winco千倍成長法則

以上對這個主題沒有興趣的人可以直接跳到後面結論：C. 醫療級食物/食物藥Nutraceutical的時代已經來臨。若對「跨領域創新之時代已經來臨」有興趣，那麼就請大家繼續聽Winco說故事。

B-2-1 開過 10 家工廠的工作心得

首先由Winco從事機械製造業38年（1971-2009）的故事談起，這是Winco在台灣與中國花幾億的學費，開過10家工廠的工作心得，才得出以上地球村連鎖工廠的結論的報告，但是本書不談機械加工的技術問題，主要在介紹如何的由「機械製造業」跨領域創新整合到「Winco農法5.0」，更進一步跨領域創新整合到「醫療級食物/食物藥Nutraceutical的時代已經來臨」。以上Winco就採用說故事的方式說給大家聽，這樣大家容易瞭解。

那麼就簡單說明機械製造業的生產技術與觀念如何由傳統的「大量生產，降低成本」90天的生產方式，「逆

轉」為「多種少量」3天的生產方式，90天變3天，生產週期差30倍，再進一步進化到「一台份流水式」「剛好及時」Just in Time的生產方式。

現在就簡單的介紹一下機械製造業的聖經，共有8篇文章如下：

1）A25(1) 機械製造業的聖經
　　——世界市場，在地化生產，世界連鎖經營
　　——「地球村連鎖工廠」的理論與實踐

2）A-4：淺談機械製造業之「FMS與經營管理」和「0與1」之關係

3）A-5：論機械製造業八大整合

4）A-6：21世紀製造業的必然趨勢 ：連鎖工廠與四次元整合

5）A-17： 世界市場，在地化生產實踐篇

6）A-18 ： TURN-KEY　PROJECT 之實例解說

7）A39 ： 機械製造業的模範生—— 論宏全公司的經營模式

8）E18 ： 家族企業與專業經理人

以上A-4 文章有在臺北世貿國際機械展覽會的工商時報的機械專刊上發表，A-4，A-5，A-6文章有在台灣機械公會的機械資訊月刊發表。

現在重點介紹以下幾個概念。

B-2-2「彈性製造系統」的「90 天變 3 天」的原理：

為什麼本書要說這個「90天變3天」的原理，主要就是要告訴大家機械製造業的生產技術革命，生產週期由「90天逆轉到3天」已經可行，這是由於電腦工作母機的技術進步，可以快速換模，因此可以改變以前「大批量」生產，降低成本的生產方式，「逆轉」到「小批量」一台份的生產方式，而可以降低在生產線的半製品庫存與達到縮短製程的效果，這個「逆轉」完全顛覆了傳統機械製造業50年來的觀念。

以上機械製造業的生產週期由「90天逆轉到3天」，差30倍，是非常不可思議的生產技術革命，Winco告訴大家這個事實的演變，主要就是要對應到下一個主題「Winco農法5.0」，這是高科技的自然農法，人類種植水稻的技術，將由機械化「大面積」幾百公頃農業4.0的耕種方法，「逆轉」到「Winco農法5.0」採用幾萬個「小面積」3平方米栽培箱的耕種方法。人類千年來世界水稻的農耕方法將由勞力密集「逆轉」到技術密集與資本密集，台灣每年水稻在南部地區可以「逆轉」採收6次，但是現在台灣的農業傳統的農法每年水稻可以採收2次，6/2多3倍；東南亞每年水稻可以採收3次，「逆轉」採收7次，7/3多2.3倍；每次每平方米的生產量可以達到10公斤，折合每公頃可以「逆轉」採收水稻100公噸；若是打對折50公噸，也是不得了

的生產量，現在台灣的農業每公頃可以採收有機米5公噸，Winco農法5.0生產量「逆轉」多20倍，這是人類農業千年來的技術革新。

以上生產技術的創新，達到不可思議的「逆轉」效果，就是要告訴大家，再下一個主題要談到現在由於目前農業的盲點，沒有農藥就不能種植出農作物來，要種植萬噸級的有機農作物給大家吃，更不可能，因此大家天天都在吃農藥而生病，如果有一天這個技術問題被「Winco農法5.0」解決了，因為栽培箱的土壤採用蒸汽殺蟲除草，農藥再見了，農作物又含硒元素，含鍺元素，有食療的功能，醫療級食物/食物藥Nutraceutical的時代已經來臨，醫療級的食物普及了，那麼現在的「病人越來越多」，將「逆轉」到「病人越來越少」，也請大家不要懷疑哦。

那麼「90天逆轉到3天」到底是不是真的，又是如何的「逆轉」，就請大家繼續再聽Winco說故事下去吧！

1980年Winco是我國第一家開發成功「無梭織布機」的公司，型號SF-801，總計投入了約6000萬元的開發費，吃盡了苦頭，對我國當時的織布業，取代進口，多少有些貢獻。

Winco清楚的記得，在那4台由日本進口的CNC電腦工

作母機使用4年後，於72年之某一天，於加工現場，Winco忽然想到在日本購買電腦工作母機時，與日本工程師討論加工的技術問題時，日本人告訴我的一句話「一台份的加工方式」，這是很新奇的加工概念，當然要再加上「快速換模」的技術，則理論上，「昨天的一台份零件」，「今天加工」，「明天裝配」；共3天的製程概念，忽然湧上心頭，對照原來大批量的生產方式，不就是「上個月的原料」，「這個月加工」，「下個月裝配」共3個月的製程，不就是正好「90天變3天」嗎？！

Winco於機械加工現場，豁然破解了「彈性製造系統」的「90天變3天」的原理，Winco當時的內心，非常的激動，不可思議，怎麼可能？但確確實實是真的，這是個偉大的發現，這是機械製造業的大革命，新的機械加工技術時代已經來到，這是一個天方夜譚的技術創新。但書本上，或是專家，就是沒有人將FMS解說得這麼簡單，清楚，易懂。約一個月後，當時經濟部長趙耀東剛上任，為提高臺灣的生產力，找來了石滋宜博士，成立了自動化先鋒隊，當時石博士就是以日本正流行的「彈性製造系統」FMS為宣傳的主軸，在全國巡迴演講，說明FMS自動化的好處，「90天變3天」，我當時很吃驚，怎麼跟我一個月前的推論完全相同。

那時台灣搞工業一定要發展自動化已經變成一個熱

潮，後來很多的管理專家與大學的教授全省到處去演講，台灣要自動化，開口閉口，就是介紹「彈性製造系統」，也都介紹了它的好處就是「90天變3天」，朗朗上口，但就是從來沒有人將90天如何變3天的原理，說清楚，講明白。

B-2-3 豁然領悟了大道理

Winco在部落格Winwinwyse文章說到，機械工廠就是Winco的道場，Winco的小廟，在Winco破解了「彈性製造系統」FMS「90天變3天」的原理時，就好像是得道的高僧，豁然領悟了大道理一樣，「彈性製造系統」FMS「90天變3天」的原理，正是Winco「機械製造業的聖經」的理論基礎。於中國實地練兵的過程中，而逐步完成後面一系列之理論推演。

B-2-4「彈性製造系統」FMS「90 天變 3 天」的實例解說：

於A-4文中，Winco舉例當時台中地區有一家非常大規模的機械工廠，每月生產200台車床，其生產規劃就是準備3個月份的原料，即前2個月備料200台，前1個月加工中200台，這個月份裝配中200台，共600台份；Winco形容這種傳統大批量生產的方式為「財大氣粗」，「工廠很大間」，倉庫一間接一間，作業工人500多人，若在這種生產方式下來上電腦管理，將是事倍功半；這是當時一般一流

大工廠的生產方式，Winco當時的紡織機械工廠也是一樣的生產方式，有200多個工人，每天忙得團團轉。故當然是每天「忙於生產」，「迷失於製程」，「困於現場」，永遠不得「脫困而出」。

那麼FMS/小批量的3天製程，就是每天生產8台車床，每月工作25天，每月也是生產200台車床，理論上24台份車床的庫存；其與老觀念/大批量 在機械製造業經營管理上之差異如下：

1）生產週期：
90天變3天：
老觀念/大批量 ：200台份/月X 3（月）＝ 600台份車床，逆轉
FMS/小批量 ：8台份/天X 3（天）＝ 24台份車床
2）作業工人比率：
老觀念/大批量： 10　　逆轉
FMS/小批量 ：1
3）作業面積比率：
老觀念/大批量： 10　　逆轉
FMS/小批量 ：1

**以上的3個數據是Winco早期在日本的知名工作母機工廠Mazak的公司產品說明書上面看到的，因為Winco以前

向該公司買超過120萬元美金的電腦工作母機設備。日本Mazak公司彈性製造系統FMS自動化，無人化的技術世界一流；因此以上如何的90天「逆轉」到3天，這是日本人技術賺錢勝過台灣的Know How，當然不可能告訴你如何做法。

以上老觀念/大批量與FMS/小批量，一樣都是每個月生產200台的車床，但是在機械製造業經營管理上有極大的差異：

1）生產週期「90天變3天」，600台份與24台份的在製品的庫存差異。

2）FMS/小批量的作業工人與

3）作業面積，只需要老觀念/大批量的1/10，

就好像是天堂與地獄，二個極端，二個世代。所以談「彈性製造系統FMS」或「豐田式管理」，一定要先弄懂「一台份的加工方式」與「快速換模」這2個理念，才能充分體會什麼叫「彈性生產」，什麼叫「多種少量」，及如何達到「剛好及時」（Just in Time）與「目視管理」。

B-2-5 智慧頌──開工廠不要錢，智慧就是錢

智慧頌	ODE ON WISDOM
開工廠不要錢	Founding the Factories Money Free
連鎖工廠如超商	Chain Stores, Chain Factories
左手賣右手	The Left Hand Sells to the Right Hand
賣方變買方	The Sellers Become the Buyers
市場在哪裡，就在那裏生產	Where the Markets are, Where we Produce.
市場需要什麼，就生產什麼	What the Markets need, What we Make.
開一家賺一家	The More Factories, the Better Profits
整合即技術	Integration is Know-how
技術即智慧	Know-how is Wisdom
智慧就是錢	Wisdom is Money

「不戰而能屈人之兵」是兵法上最高方略，

「不治而能癒人之疾」是醫學上最上層功夫，

「不銷而銷」是傳銷的最高境界，

「手中無劍」是武術的最高境界，

那麼製造業的最高境界是什麼？

Winco說：「開工廠不要錢」。

以上又是一個「逆轉」的最高境界：「開工廠不要錢」。

這又是一個天方夜譚的故事。

Winco 1988年 在東莞設立第1個整廠輸出的合資案，475萬美金，生產劍帶式無梭織布機，1989年在無錫設立第2家，1990年在濟南設立第3家，1991年在重慶設立第4家，以上4家都是生產劍帶式無梭織布機，1993年在北方設立第5家工廠，生產CNC電腦車床，整廠輸出的金額630萬美金。1993年那時總共簽了33個合資案，4700萬美元。

Winco這些合資案可以成功的關鍵，在Winco於每一個合資案的計劃書，都附上 A-4：淺談機械製造業之「FMS與經營管理」和「0與1」之關係 這一篇文章，Winco記得與青海機床廠談合資生產「電腦立式加工中心機」時，Winco將計劃書與這一篇文章於晚餐後一併給中方，以便隔天早上的商務談判，第二天早上郭總工程師看到Winco，對Winco說，你那一篇文章，我昨天晚上看到3點，舉出大拇指對我說，寫的太好了，郭總工程師是有30多年工作經驗的老工程師，當看到文章中「90天變3天」的天方夜譚的理論時，非常的驚奇，完全顛覆「逆轉」他的傳統製造經驗，學習到了新的製造觀念，就這樣簽下了金額750萬美金的合資案，可惜最後中國因為景氣過熱，政府忽然宏觀調控，青海機床廠開不出信用證來而告吹。

另外在北方設立生產CNC電腦車床的合資案時，中方的董事長說，他今年55歲，快要退休了，因此要搞這個合資案一定要成功，但是為了慎重起見，中方的董事長將以

上的這一篇文章拿給當地大學的機械權威教授看，當「當代權威」看到以上「90天變3天」的天方夜譚的理論時，對他們說，這一篇文章可以救中國，就這樣簽下了630萬美金的合資案，沒有殺一毛錢，這是Winco最成功的一場戰役，不但賺到錢，也非常有成就感。本合資案加上中方出的土地與建廠房90萬美金，注冊資本720萬元美金，中方佔65% 468萬美金當董事長，我方佔35% 252萬美金，Winco當副董事長。

　　這一個合資案，雖然大陸經濟生產過熱，遇到宏觀調控，因為CNC電腦車床是高科技產業，中國當時都是進口，非常需要自己生產，取代進口，因此專案支持設立。

　　Winco將以上「整廠輸出」「開工廠不要錢」的境界，寫了「智慧頌」，這是Winco在大陸成功的完成以上5個整廠輸出 後的心境描述。同時也是在告訴大家，開工廠要花大錢，但是當你達到一個新的技術境界的層次的時候，就可以「逆轉」到開工廠不要錢，因為智慧就是錢；而且還開一家賺一家，你看麥當勞，星巴克他們地球村都開了4萬家以上，它有花錢嗎？它不但不花錢，反而還可以賺到加盟的權利金呢？因此不論是服務業或製造業，連鎖經營就是這個時代賺錢的商業模式，因此以後請不要隨便嘲笑人家天方夜譚喔。

Winco曾經被城西扶輪社邀請去演講：如何健康吃百二/超級食物營養素的時代已經來臨；在會議的過程中，有一個全體會員念「扶輪頌」的程序，因此在輪到Winco演講以上主題時，我的開場白就是先問那些老闆們說：請問開工廠的最高境界是什麼？就是「開工廠不要錢」，最後Winco就將以上的10句「智慧頌」當場念出來分享大家。

以上中國的合資案，其實這是雙贏的生意，中國以市場換技術，這是非常高明的策略，以產頂進，可以節省大量的外匯支出。1988年 在東莞完成的第1個合資案，整廠輸出總設備金額475萬美金，中方的董事長說，你們賺了一點錢，我們學了技術後，賺別人更多的錢，這是廣東的經濟可以快速發展的原因；而上海人太精明，怕被別人賺錢，因此十談九不成，難怪廣東人看不起上海人。但是上海人也看不起廣東人。

Winco本來計劃在中國開20家連鎖工廠，就是5個產品，每一個產品開4家工廠。雖然最後只有成功開5家的工廠，加上自己開2家共7家，但是這是非常難得的練兵的機會， Winco將心中的理想工廠賣出去，一份計劃書（三張紙）可以賣幾百萬美金，非常有成就感。

早期這些合資案看起來好像外商賺到錢得到好處，但其實長期下來，中國還是最大的贏家，中國以市場換技術

的策略是非常高明與成功的，因為這個成功的國家發展策略，才有中國的經濟短時間獲得快速的成長，中國政府就像開一個國家大賭場一樣，讓世界各國的好漢都來中國投資，先讓你賺錢，最後賺的錢還是花在中國，到最後開工廠變成慈善事業，養了一大堆的工人，工資與工人的福利年年高升，賺不到錢了。在中國做事業的特點就是生意做大了，公司很快就會倒閉，因為貨款收不回來，但是你向別人買的原物料錢不能不付款。另外的一個特點就是，任何生意很快就一窩蜂的競爭者，讓你做不下去。

B-2-6 200個約翰韋恩 =200設計專家 =200個事業單位 =200個機械產品

最後Winco想，如果在中國可以開20家工廠，那麼地球村就可以開100家連鎖工廠，這是如麥當勞連鎖店一樣的道理，一直的複製下去，在每一個國家的大都市都開一家大的連鎖綜合機械製造工廠，有200樣的產品，在台灣總公司有200組負責各產品發展的總工程師專家團隊，利用雲端與AR/VR的網路技術，跨國指導地球村各國的連鎖工廠如何當地生產，就地供應，世界連鎖經營，而且理論上開工廠不要錢，因為智慧就是錢；可以找當地的政府或財團合資，或找加盟賺權利金也可以，當然幾年後地球村100家連鎖工廠又可以在當地 股票上市，合資的財團可以加倍收回

全部的投資。以上都是天方夜譚的故事。

在Winco的部落格 A-17文章：世界市場，在地化生產實踐篇 中，就提到以上200個機械產品的構想，就是參考香港利豐貿易公司之成功模式簡介提到 F133 百年利豐傳奇(六)「小約翰韋恩」的制度，該公司有約200個小約翰韋恩，各別獨當一面事業，以機械製造業來比喻，就是200個機械產品，由200位 小組長/約翰韋恩，老經驗的不同產品之設計專家領軍，可專業生產不同產業的市場上暢銷的機械產品。當然這些小組長/約翰韋恩都有20年以上之豐富的機械製造設計經驗，在各別行業裡之專業技術設計都是高手級，其他如何採購、如何加工、稅務、財務都不用你擔心，公司就是你創業的平臺，只要專心於如何設計出及知道去哪裡採購優良又便宜的專用特殊零件，並將之組裝出性能優良的產品，並隨時有改進創新之能力，以確保公司產品永續經營並獲利。

當然這些約翰韋恩，並不一定是臺灣人或中國人，可能也有日本人、美國人、義大利人、德國人或印度人，地球村上，只要有真本事，「身懷絕技」，能獨當一面，能提供世界市場上有價值的任何產品之生產技術，都歡迎來當約翰韋恩，利用公司獨一無二的加工平臺創業，真正做到了A-5「論機械製造業八大整合」的國際人才大整合。Winco讚美說，利豐貿易公司的經營模式，不僅是貿易業

的聖經，也是機械製造業的聖經，因為服務業與機械製造業的經營系統原理相通，這種模式打破了傳統機械業的老闆，一生只學會一種產業技術，當然只能當一種產品之老闆，與醫生一樣，學牙科開一家牙科醫院，分身乏術。

當然約翰韋恩與那些技術專家都是小股東，也享受利益分紅，他們也都是小老闆，利益共享是這個模式的成功基礎。現在機械連鎖工廠的製造平臺有了，200樣不同行業的機械產品，經過多年的累積，學習「小約翰韋恩」制度，也由1種逐步擴展到200種產品，然後在世界各國的連鎖工廠 當地生產，就地供應，世界連鎖經營，幾年後再股票上市，回收投資。

Winco以上連鎖工廠的理論也是被合資廠逼出來的，因為中國的市場大，他們學習到你的技術後，很快的合資廠的規模就大過我公司，又是他們的地盤，他們就看不起你，他們就架空你，自己就獨攬大權搞起工廠來了，因此Winco就想，如果能夠在中國開20家工廠，那麼在地球村應該可以開100家工廠，就如此推理出以上地球村連鎖工廠的理論，就是你在中國是老大，但是出了中國Winco就是老大，因為你要外銷巴西，我巴西有工廠，我在巴西當地生產，就地供應，不要關稅，不要配額，不要海運費，不要包裝費，當地售後服務又方便，又可以享受當地政府的保護政策；你要外銷印度，埃及，世界各地100個國家都有

我的連鎖工廠，每一家連鎖工廠都有200樣的機械產品，當地生產，就地供應，世界連鎖經營，當然這些200樣的機械產品，全部由台灣總公司200組負責各產品發展的總工程師專家團隊/約翰韋恩負責全世界連鎖工廠的運作指揮。

美國是世界最大的消費市場，世界各國的產品都要外銷到美國來，但是如果能夠在美國當地生產，就地供應，那麼就可以享受到目前新政府推廣「Buy American」買美國貨的政策利益。但是一定要具備高技術層次的自動化技術，才有資格在美國開工廠哦。

因此，前面的序言說，第一篇理論：機械製造業的聖經——地球村連鎖工廠的理論與實踐，地球村100家連鎖工廠又可以股票上市，如此推理出價值百億級，一定可以實現的；現在5G，雲端技術，AI人工智慧，已經成熟，世界各國連鎖工廠裏採用統一標準化，相同規格的機械加工設備與SOP的技術標準作業說明書，利用現在高科技AR擴增實境，VR虛擬實境的技術，跨國技術教學如何正確的操作加工機械零件，與如何正確的裝配機械設備，將非常容易執行，尤其利用NVIDIA已經超前部署建立元宇宙的全球首個虛擬協作和模擬平臺Omniverse，用以打造像是世界建築物的虛擬世界；因此以上地球村連鎖工廠的理論，是一個全新的商業模式，將非常容易實現，這是執行力的問題。

Winco現在說以上地球村「連鎖工廠」的故事，這些跨領域的創新觀點，完全是因為跟本書的最後結論有關，下一篇主題就是談「Winco農法5.0」，相同的原理：地球村「連鎖農場」就實現了，世界的人每天都可以吃到自己國家依據「Winco農法5.0」大量種植的富硒富鍺有機食物，世界的人每天都可以由日常的飲食攝取到人體需要的微量元素：硒元素與鍺元素，達到營養均衡不生病，世界的人都好像居住在長壽村一樣，那麼是不是離本書的主題：醫療級食物/食物藥Nutraceutical的時代已經來臨，越來越近了。

因此請大家繼續聽Winco說故事。

B-2-7 智慧的公式：

請參閱：A-6：21世紀製造業的必然趨勢：連鎖工廠與四次元整合。

可以推理出以下的公式：

智慧=財富=$P \times n \times G^m$

G=System(系統)=Golden Mine（金礦）

P＝產品的種類＝1，2，3，。。100……200種產品

例如：各種紡織機械（噴氣織布機，噴水織布機，毛巾噴氣機，整經機，漿紗機，印染機，印花機……），各種CNC電腦工作母機（車床，立式加工中心機，橫式加工中心機，門式五面加工中心機，五軸加工中心機……），各種塑膠加工機，各種食品機械……等等各種產業機械產品。

n= 1.2.3 .4.…100……1000……Horizontal Integration（水平整合）

◎很多台機器：100台、200台、300台、…1000台…3000台…10,000台

◎很多條生產線：50條、100條、200條、300條…

◎很多家工廠：10家、20家、30家、50家、100家…

◎很多家連鎖店：10家、20家、30家、50家、100家，5000家，10000家，20000家…

例如：麥格納（Magna）整車代工，10大車廠都是客戶，全球員工總數超過15.8萬人，在27個國家有342座工廠，91家產品研發，工程和銷售中心。

m=垂直整合＝上游 1 + 中游 2 + 下游 3 + 行銷網 4
＝四次元整合Vertical Integration

行銷網（小盤→中盤→大盤商）→下游→中游→上游→上上游

G代表一個生產系統（Production System），也就是一

個「1」，一個金礦。每一個「生產系統」，代表一個「金礦」也代表一個智慧整合，無數個水平與垂直的「生產系統」之整合，代表無數個連續的智慧整合，也就是無數個「金礦」之整合。因此，智慧=財富；高智慧=高財富。請問這是天方夜譚的賺錢公式嗎？

B-2-8　Winco 千倍成長法則

1）機械製造+農業+生物科技+營養學 = 4個領域跨領域整合 = 世界級

2）　　1+1=11　　　　　　　10倍成長

　　　1+1+1=111　　　　　　100倍成長

　　　1+1+1+1=1111　　　　1000倍成長

A公司＋B公司＋C公司＋D公司＝千倍成長 綜合效益

B-3 Winco 農法 5.0

為什麼本書要談「Winco農法5.0」？它又是什麼東東？一句話說完，它就是：跨領域之創新農業——醫療級食物/食物藥Nutraceutical的時代已經來臨。現在請大家聽Winco說故事，「Winco農法5.0」產生的時代背景。

目前世界有3大農法：1）普門農法 2）BD動力農法 3）秀明農法，以上都是70年前農業時代的農法，對人類農業的經營，有非常大的貢獻。以上3大農法就是目前台灣有機農業的「當代權威」老祖宗，大家奉行不虞。

B-3-1 目前農業的盲點：

1）1992年地球高峰會（Earth Summit）指出，過去100年來，由於雨水的沖刷，自然界的礦物質流失海洋，亞洲地區土壤流失礦物質76%，目前的農業在缺乏礦物質的條件下，肥料只知道加氮，磷，鉀三要素，因此，再怎麼的有機農耕，種植出來的農作物，也是礦物質營養素不足，這就是第一代有機蔬菜。

2）目前的農業沒有農藥，要種植出萬噸級的有機農作物給世界的人吃，可說「無解」，大家天天都在吃農藥，

因此各種疾病盛行，每3個人就有一個人得癌症，怎麼辦？

B-3-2 目前農業的困難點：

1）目前的農業人力老化，因為務農非常辛苦，又不能養活自己；因為收入低，在社會的地位也就低，因此農村的年輕人外移，都到都市裏找賺錢的機會。

2）農業靠天吃飯，風災，水災，旱災等自然災害多，收入沒有保障。

3）生產的農地小，工資又高，因此農作物的生產成本也高。

4）而進口的農產品價格低，因此農作物的競爭力也低，惡性循環，怎麼辦？

以上農業的盲點與困難點問題如何解決？

這是目前農業的現狀，真的是非常頭痛的問題。

B-3-3　1變0；0變1

前面提到Winco從事機械製造業38年，台灣，中國開

過10家工廠，在2009年結束大陸上海的中一機械公司後，回到台灣，一切歸零，「1變0」，前途茫茫，或者正確的說，Winco失業了，Winco以前雖然是集團公司的董事長，現在窮得只剩下一顆腦袋，往前看，滿天都是金條，要抓沒半條，怎麼辦？最後與朋友一起到臺北市的信義社區大學學習有機農耕3學期，至今已經13年了。沒有想到這是老天爺巧妙的安排Winco「創造」事業第二春「0變1」的開始。

原來：
人生就是不斷的「1變0」，「0變1」的過程。

每一個人，人生的舞臺，都要自我去「創造」。

由於有機蔬菜種植過程中不使用農藥，因此往往辛苦種植的有機高麗菜，還沒有長大，就已經被害蟲與鳥吃光光了；種植水稻更辛苦，9年前66歲開始，每年都下水田人工除草，剛開始種植水稻的基本功技術沒有作好，往往這個星期除草了，下星期草又生長回來，除草除不完，滿頭大汗，非常辛苦，肥料都給草吃了，草生長得比水稻還高，農業真不是人幹的；好不容易水稻要採收了，又忽然說颱風要來了，非常的擔心，颱風過後水稻倒伏一片，才真正體會到農業是靠天吃飯的事業；難怪現在農業沒有人要搞，因為不能賺取基本的生活費，因此現代的有機農

耕，美其名說：樂活，自我安慰，但是生活是現實的，因此若種植有機農耕的人太少，市場都是賣農藥生長的農作物食物，大家天天都在吃農藥，因此癌症病人越來越多。

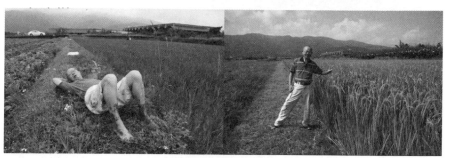

　　近年中國花了400多億美金搶購了歐洲一家大的農藥工廠，是為了增加中國農作物的生產量，以養活14億的中國人，這是世間多麼悲哀的事情啊！國家花大錢來生產農藥毒死大家，因為目前世界的農業沒有農藥就種植不出農作物來，要種植「萬噸級」的有機農作物給世界的人吃，更不可能，因此大家身體欠安，因為天天在吃農藥，因此醫院越開越大，所謂「大健康產業」也同時風行起來，農業這樣的發展下去，對嗎？怎麼辦？

　　目前世界農業的現況就是利用機械化，大馬力的農耕機，收割機，大面積幾百公頃的農耕，但是不能解決土壤裡面害蟲與雜草的問題，因此要用飛機大量的噴灑農藥與除草劑，因此現代人每天都在吃農藥，非常嚴重的影響人類的健康。大家明知用農藥不好，但是目前的農業現況就是沒有農藥就種不出農作物來；要自動化大量的種植各種

有機農作物給世界的人吃，目前可說無解。現在農業進化到「農業4.0」，在幾百公頃的大農場放很多感測器，可以測出土壤是不是缺水了，或是用無人機在空中偵測到病蟲害發生了，要趕快噴灑農藥，或是偵測到土壤肥料不足了，要趕快補充肥料，問題是沒有人力去操作這些施肥的工作。

Winco由1971-2021 共50年的工作經驗，利用8年的時間，設計了一套「富硒富鍺有機農作物自動彈性栽培系統平臺」，如下面的附圖，這就是「Winco農法5.0」方案。那麼「農業4.0」就成為過去式了，噴灑農藥，無人機，偵測器等全部不需要了。

今後的農耕方式將由「大面積」幾百公頃的農地，變成「Winco農法5.0」：「逆轉」為「小面積」3平方米可移動的栽培箱，大數量，自動化流水式彈性的農耕方式，就如同前面說的「90天變3天」；機械製造業由「大批量」Batch Process的生產模式「逆轉」成「小批量」，FMS流水式Continuous Process彈性的生產模式一樣。「小面積」3平方米可移動的栽培箱，非常容易控制，例如可以實現蒸汽殺蟲除草，農藥再見了，只要對農作物的生長有利的都可以添加，例如在水稻栽培箱內同時養殖螺旋藻當肥料，有利水稻的根部生長10倍（日本專家書上說的），或加硒元素，鍺元素，非常容易控制它的量，鍺元素可以使水稻

開花時授粉率提高，讓水稻強壯得不會得病蟲害（日本專家書上說的）；而傳統大面積的農耕方式，人類不能解決土壤裡面害蟲與雜草的問題，現在「Winco農法5.0」不需要採用農藥與大自然鬥爭了，害蟲與雜草人類不要再操心了，放它去吧！「Winco農法5.0」才是真正的現代版高科技自然農法。

栽培箱的土壤利用蒸汽殺蟲除草，取代農藥與除草劑，可以改善人類的健康，同時解決人類的糧食危機，勞力危機與缺水危機，要如何做到？

日常飲食與食療結合的自然醫學，就是「Winco農法5.0」的最高目標，這要如何才能做到？

因此，請大家繼續聽Winco說故事哦。

B-3-4　Winco 農法 5.0：理論篇

理論篇A
第二代有機農作物的理論：
—— 如何種植出百年前的蔬菜，水果與穀物。

理論篇B
第三代有機農作物的理論：富硒富鍺有機農作物

── 如何做到我的農作物就是我的藥，
我的藥就是我的農作物。

以萬分之2.5（稀釋4000倍）的含有自然界84種礦物質的2億5千萬年前的喜馬拉雅山岩鹽（玫瑰鹽）當灌溉水，以補充土壤的礦物質，將成為世界農業的標準，可以種植出百年前農作物原始的香味，這才是真正的自然農法；也就是第二代有機農作物的理論。

第三代有機農作物的理論：富硒富鍺有機農作物
── 如何做到我的農作物就是我的藥，我的藥就是我的農作物。
請參閱前面硒元素與鍺元素的解說，就可以瞭解以上理論是真的可行。

B-3-5 以上理論篇 A，理論篇 B 產生的背景解說：

1）黑珍珠蓮霧的故事
臺灣高雄林邊由於有一年發生海水倒灌，結果那一年的蓮霧特別甜，因此發現了以後以粗鹽加在土壤，以補充土壤 礦物質，可以增加水果甜度的獨特技術。

2）美國穆雷博士的報告：海水稀釋當灌溉水，番茄的維他命C多25%，胡蘿蔔的維他命A多40%。**海水要稀釋100-120倍。

3）臺灣宜蘭三星鄉的火龍果農，依據我以上的理論，以玫瑰鹽當灌溉水，參加羅東農會舉辦的火龍果比賽，連續3年（2012，2013，2014）得到甜度（20度）冠軍。

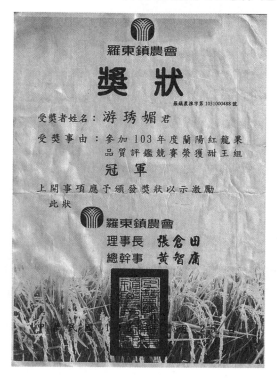

4）世界衛生組織說：人和動物都需要104種礦物質元素。

Winco提出更正，植物也要104種礦物質元素，植物不會說話，Winco替植物發言。因為地球有104種礦物質元素，創造出萬 物：人，動物與植物；因此，以萬分之2.5的含有自然界84種礦物質的2億5千萬年前的喜馬拉雅山玫瑰

鹽當灌溉水，以補充土壤的礦物質，將成為世界農業的標準。現在一般的河水或溫泉水約含有萬分之2 到8的10種到15種的礦物質，顯然礦物質元素不足。

5）美國1992年之一棵蘋果之鐵質含量是1914年蘋果的1/24。

6）日本專家指出，100公克的菠菜維生素C含量，1950年時為150毫克，經過50年後的2000年時，只剩下了35毫克；同樣的鐵質含量也從13毫克（紅根菠菜）減至2毫克（白根菠菜）。

7）「非常有機」書上說，如果把菠菜種植在含硒元素的土壤上，那麼生長後含有硒元素的菠菜，就是很珍貴的「藥用菠菜」。

8）硒和鍺並用的超群效果

日本醫學博士山口武津雄在《硒的臨床》書上說：

他的一位腦瘤的病人，在癌症末期，蔓延到脊髓，已經回天乏術的狀態下，施以硒和鍺並用約一年後驚人的復原了，連身為醫生的我，也大吃一驚。

這也顯示了硒和鍺並用的超群效果，聽說它的治癒率接近百分之百。

現在的農作物營養素越來越缺乏，怎麼辦？

9）請大家再參閱前面文章有關A-1「超級食物營養素/醫療級食物/食物藥」理論產生的背景，在中國發生的3件大故事：

1）「硒」元素，終結了「克山病」

2）「硒」元素與肝癌發病率的關係

3）「硒」元素有助延年益壽

10）美國的2份研究報告：

（1）美國研究報告證實

在美國，住在土壤中含硒量較少的地區之居民，罹患癌症之機率較高。

相反的，住在土壤中含硒量較多的地區之居民，罹患癌症之機率較低。

作物中硒含量低，則癌症死亡率高。

攝取硒少的人群，癌症死亡率高。

（2）依據美國國會第74次會期，參議院第264號文說：

Senate Document No.264：

＊ 你是否知道現今我們大部分的人，每一天因為某些食物嚴重缺乏養分而受病痛之苦，甚至到無藥可治的地步嗎？

＊ 令人憂慮的事實是，生長在好幾百萬英畝土地上的食物，包含蔬菜，水果與穀物，不再含有足夠量的礦物質，無論我們吃進多少食物，我們還是營養不良。

＊ 我們從卓越的權威研究中，得知一個不好的消息就是，99%的美國人缺乏上述礦物質，而只要嚴重缺乏這些重要礦物質元素中的一種，的確會產生疾病。

請問大家看了以上3個中國的故事與2份美國的報告後,有什麼感想?

運氣好的人,居住地區的土壤富含硒元素,就是長壽村,如廣西巴馬縣,若是運氣不好的人,居住地區的土壤缺乏硒元素,那麼就是克山病(各種心血管疾病),肝癌村了;中國已經將全國的土壤分析,得出中國72%的土地缺乏硒元素,是所謂貧硒地區,說臺灣也是貧硒地區,怎麼辦?

Winco在看了這麼多這一類的書後,Winco提出一個問題,請問硒元素在哪裡?鍺元素又在哪裡?以上2份美國的報告,也是只有提出問題,但是沒有提出答案:解決的辦法。

以下「Winco農法5.0」就是以上問題的解決的辦法。

B-3-6　Winco 農法 5.0：實踐篇

富硒富鍺有機稻米蔬菜自動彈性栽培系統平臺

全部包含八大生產系統:
一、自動灌溉排水施肥系統
二、自動遮雨系統
三、自動稻米採收系統

四、自動土壤處理系統

五、自動撒播系統

六、自動肥料發酵系統

七、無人搬運車系統

八、自動高架倉庫系統（育苗工廠）

　　全部生產系統，本來是有10大生產系統，包含育苗系統與移植系統，這2個系統都各設計花費6個月的時間才想通如何流程，完成操作，非常的複雜，共花1年多時間；再1年後的某一天晚上，在檢討全部的流程時，忽然想到可以將稻米的種子直接撒播，育苗在1公尺x 3公尺的栽培箱上，這是機械自動化縮短製程的原理應用。這樣刪除以上2個流程，也就是擺脫了傳統的購買秧苗與再插秧移植的做法，全部生產系統變成8大生產系統，至少可節省1000萬元的製造成本。流程也更簡化順暢了。這樣水稻每年採收次數由4次，推理到每2個月可以採收1次，每年可以採收6次，推理出這個結論時，Winco幾乎昏倒，太震撼了，與1983年Winco在機械工廠的工作現場推理出「90天變3天」時一樣的震撼；Winco改寫了千年來人類農業水稻的種植方法，由勞力密集，升級到資本密集與技術密集。同時解決了目前農業的4大危機：

　　1）人類的健康危機 2）人類的糧食危機 3）勞力危機 4）缺水危機。

以下就是世界首創的農業自動種植生產平臺，Winco用了8年的時間，完全無中生有，終於設計完成，這是一個偉大的工程，跨4個領域的大整合，這是高科技的自然農法，這是改變人類千年來種植水稻的創新農法平臺。這個時代是平臺經濟，「平臺是王」的時代。以上又是Winco一個不可思議的天方夜譚的故事。

Winco農法5.0富硒富鍺有機稻米蔬菜自動彈性栽培系統平台
　　八大系統：
　　一、自動灌溉排水施肥系統
　　二、自動遮雨系統
　　三、自動稻米採收系統
　　四、自動土壤處理系統
　　五、自動撒播系統
　　六、自動肥料發酵系統
　　七、無人搬運車系統
　　八、自動高架倉庫系統（育苗工廠）

　　設計者：許瑞雄／Winco 2020.12.30

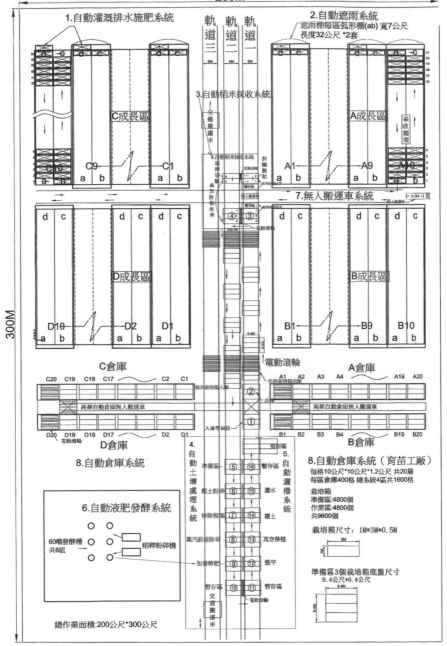

3個栽培箱底盤流程:　循環時間Cycle Time 9分鐘

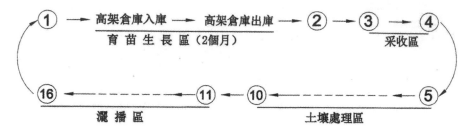

　　這個準備區流程一次同時處理放3個栽培箱的底盤，才能及時供應配合前方採收區的流程循環時間Cycle Time 3分鐘，因此3個栽培箱底盤它的作業循環時間Cycle Time是9分鐘，正好準備區作業的時間需要長一點，也就是每9分鐘一個流程一次同時處理3個栽培箱；如此高架自動倉庫一個倉位放3個栽培箱的底盤，若一個倉位放1個栽培箱，則將多出2倍的倉庫位置；倉庫一行20層60個栽培箱，正好就是生長區每一行60個栽培箱，在高架自動倉庫的位置，也是同一行，流程管理非常清楚。

　　以上創新的水稻生產系統的特點與效益：
　　（一）特點：可以達到──
　　（1）這一期採收，
　　（2）下一期新稻苗移植完成　與
　　（3）採收後的土壤處理完成　及
　　（4）下下一期的撒播育苗完成。
　　以上4大工程同時同步完成，因為高架自動倉庫也是自動育苗工廠。

（二）效益：台灣南部地區每2個月水稻可以採收一次，一年可以採收6次。

東南亞地區水稻每50天可以採收一次，一年可以採收7次。

B-3-7「Winco 農法 5.0」Cycle Time 循環時間 為 3 分鐘

是以：

1）CNC電腦工作母機彈性製造系統FMS自動化無人工廠中，利用自動交換工作臺Automatic Pallet Change，無人搬運車與自動倉庫為大架構，再整合：

2) 產業機械的生產技術，共設計成八大生產系統，而構成「Winco農法5.0」自動彈性栽培系統平臺，Cycle Time為3分鐘，也就是採收時每3分鐘一個循環，連結後面準備區一次處理3個栽培箱（Cycle Time為9分鐘），連續同步流水式完成八大生產系統中的每一個生產流程。

本系統的機械製造技術是由產業機械 + 彈性製造系統2種技術整合而成。

B-3-8 栽培箱尺寸與排列循環：

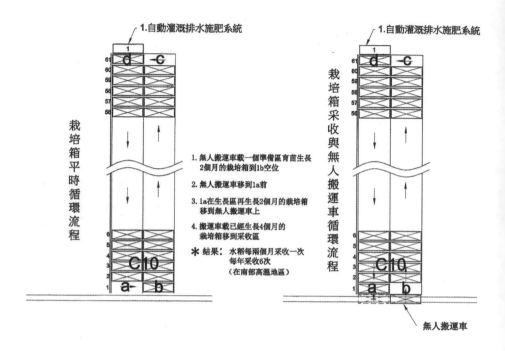

1）栽培箱的內部尺寸：寬1公尺X長3公尺X高0.5公尺，由不鏽鋼板製成。放在一個底盤上，可以在滾輪中移動位移。

2）栽培箱底部中央有1個排水口，可以在d的位置由外部控制開或關，可以控制土壤的乾濕度。

3）以上全部系統生長區有A區，B區，C區，D區共4區組成，A區與B區相對面，C區與D區相對面，A區與C區同一邊，B區與D區同一邊，2邊中間就是無人搬運車。

4）每區有10列，每列有栽培箱2行，每行60個栽培箱，每列=120個栽培箱循環，因此每區有20行=1200個栽培箱，全部生長區4區有4800個栽培箱；

5）準備區的高架自動倉庫也是A區，B區，C區，D區共4區組成，與前面生長區的A區，B區，C區，D區共4區相對應。每區有20行，每行有20層高架，每層放一個大底盤，上面放3個栽培箱，每行有60個栽培箱，對應生長區每行有60個栽培箱；高架自動倉庫每區20行，共1200個栽培箱，全部準備區4區有4800個栽培箱。

6）生長區每行的栽培箱有61個位置如以上圖示，但是前面第1個位置與後面第61個位置輪流當空位，以方便每列2行120個栽培箱的一個一個交換位置循環回轉。

7）平時循環時，d的位置就是自動施肥，灌溉，排水的地方，在栽培箱一個一個循環時進行。

8）第一行a1是空位，第二行c61是空位，第一行60個栽培箱全部向前a1空位位移1格，d61變空位；第二行全部60個栽培箱向前c61位移，b1變空位；然後a1向b1位移，c61向d61位移，a1與c61變空位，如此每40秒完成一次的位移，同時完成在d的位置自動施肥，灌溉，排水的工作。

9）在採收時的循環，就是無人搬運車載1個準備區已經發芽生長2個月的栽培箱，先位移到b1，再回到a1載一箱已經再生長2個月的栽培箱到3採收區進行採收作業，這個栽培箱加上原來已經在準備區生長2個月，其實這個要採收的栽培箱上面的水稻已經實實在在的生長4個月了。

10）全部8大自動種植系統的占地面積約200公尺x 300公尺。

B-3-9 結論：

1.日常飲食與食療結合的自然醫學，就是「Winco農法5.0」的最高目標。

2.土壤以蒸汽殺蟲除草取代噴灑農藥的時代已經來臨。

3.「大面積」大馬力機械化的農耕機+噴灑農藥的農耕方式將結束； 3平方米「小面積」栽培箱，大數量，用蒸汽殺蟲除草，高科技的自然農法，採用自動化，流水式彈性生產的創新農耕時代將來臨。

4.這是機械製造+生物科技+農業+營養學4個不同領域的跨領域整合。

5.「Winco農法5.0」有以下10大特點：

1）以小分子團水當灌溉水，增加農作物20%生產量。

2）以萬分之2.5（稀釋4000倍）含有84種礦物質的喜馬拉雅山岩鹽Rock Salt當灌溉水，以補充土壤的礦物質。

3）以有機雞，有機豬的排泄物做堆肥。

4）採用「小面積」3平方米栽培箱，可以創造讓農作物在最佳的生長條件下生長。

5）自動化以蒸汽將3平方米栽培箱內的土壤殺蟲除草，節省農藥成本與噴灑農藥的人工費用，避免損害操作

人員的健康，同時生產有機農作物，改善消費者的健康。

6）再加菌肥，蚯蚓。

7）以微量元素硒與鍺等礦物質，及酵素，氨基酸當有機肥，生產富硒富鍺的功能性農作物。

8）在3平方米水稻栽培箱內養殖綠藻，螺旋藻，作為補充土壤的有機質，大量節省肥料成本與人工成本。

9）全部「小面積」3平方米栽培箱，大數量準備區4800個栽培箱+生長區4800個栽培箱，機械自動化，流水式彈性操作生產，達到：

（1）這一期採收，

（2）下一期新稻苗移植完成 與

（3）採收後的土壤處理完成 及

（4）下下一期的撒播育苗完成。

4大工程同時同步完成，因為高架自動倉庫也是自動育苗工廠。

10）還有一個特點，因為離地生長，因此不要良田，只要有水，有陽光，可以在不毛之地生產糧食，例如沙漠，海邊。

B-3-10「Winco 農法 5.0」每年水稻採收 6 次的解說：

Winco農法5.0富硒富鍺有機水稻蔬菜自動彈性栽培系統平臺：

1）水稻種子撒播在3平方米的不鏽鋼栽培箱中，6列x

20粒=120粒，存放在準備區的高架自動倉庫中，高架自動倉庫就是自動育苗的農場，可以自動撒水施肥，2個星期發芽，再生長到2個月，採收時 無人搬運車自動移動到生長區，經過自動灌溉施肥再生長2個月，此時在這個栽培箱中的水稻種子已經生長滿4個月了，就是採收的時候了。

2）以上是連續生產流程，如此在生長區，每2個月可以採收一次，每年可以採收6次，當然要在台灣南部地區，溫度高一點；生長區每採收一箱，同時交換放回準備區已經生長2個月的栽培箱一箱，2個月後又可以採收了。

3）已經生長4個月的栽培箱由無人搬運車自動移動到3）採收區，在自動採收完成後，栽培箱直接動力滾輪送到4）土壤自動處理系統，經過蒸汽殺蟲除草，加發酵槽的液肥，再移動到對面的5）自動撒播系統，撒播完120粒的水稻種子後，再移動到高架自動倉庫存放育苗。

4）如此1）採收，2）移植稻苗，3）土壤處理，4）撒播種子，4個流程一次同步完成。不要購買稻苗與肥料，也不要插秧，全部生長過程自動化，大量節省人工成本的支出。

5）以上Winco農法5.0：高科技的自然農法，每年水稻可以採收6次的方法，要申請台灣，美國，中國的發明專利。

B-3-11 佛說一種七獲

　　Winco有一天將以上「Winco農法5.0」每年水稻可以採收6次的方法，說給一位種植有機蔬菜的農友聽，她馬上回答我說，未來農法可以採收7次。我想她是隨便說說，硬是要比我多一次，我問她說如何採收7次？沒有想到她回我說是佛經上說的。Winco當時推理出在台灣南部地區溫度比較熱，因此每年水稻可以採收6次，若在東南亞地區，沒有冬天，說不定可以採收7次，但是Winco沒有詳細算，現在既然佛說可以採收7次，Winco就仔細的算算看，結果Winco非常吃驚，居然真的在東南亞地區，每年水稻可以採收7次，推理如下：

　　在越南，泰國水稻的生長期是80天到90天，因為沒有冬天，因此整年隨時都有人這邊在插秧，那邊在收割。水稻的生長期以90天計，加撒播種子發芽10天成秧苗，全部水稻的生長期共100天，因此依據「Winco農法5.0」的方法，水稻的生長分成2階段，在準備區：直接撒播水稻種子在栽培箱的土壤上，放在高架自動倉庫育種，種子在原地發芽10天，不需要插秧，直接在原地生長，因此秧苗的根部沒有如傳統農法在插秧時向上折成U字形，那麼水稻要花7到10天的能量，才能將根部向下生長。在準備區再生長40天，共50天，在採收時栽培箱再自動滾輪移動到無人搬運車上，每採收一箱，同時放回一箱入生長區，在生長區再50天，那麼水稻在同一個栽培箱上，已經原地發芽10

天，再生長90天了，全部生長期100天，也就是在生長區每50天水稻可以採收1次，1年365天不就是可以採收7次嗎？這又是一個天方夜譚的真實故事。

Winco要我的朋友找出佛經給我看，在「佛說彌勒菩薩大成佛經」上說：

天園成熟，香美稻種。天神力故，一種七獲，用功甚少，所收甚多，穀稼滋茂，眾生福德，本事果報。Winco看完以上的經文後，非常驚奇，佛竟然在2500年前已經預知「Winco農法5.0」水稻可以每年採收7次，而且用功甚少，因為自動化，所收甚多，每次可以10-20倍的採收量，佛經的預言還真的準確。

據說佛祖出生時向東西南北各走7步，世界有7大板塊，一星期有7天，彩虹有7色，北斗有7星，人有7竅，音有7律，水稻可以每年採收7次，7真是一個不平凡的數字。

B-3-12「Winco 農法 5.0」解決了目前農業的 4 大危機：

1）人類的健康危機

利用蒸汽殺蟲除草取代農藥，農作物又含硒含鍺，有食療的功能。

2）人類的糧食危機

每年水稻可以採收6次，預估每平方米可以採收

10公斤，全部系統200公尺x300公尺可以生產144公噸，平均每公頃可收成100公噸富硒富鍺有機米；目前的農耕方式每公頃可以採收5公噸有機米，生產力相差10-20倍。

3）解決農業的勞力危機

由於全部自動化生產，可以大量利用大學生鐘點打工，或吸收50-70歲的人力來打工，賺生活費，解決目前農業找不到人來農田幹活的問題。

4）解決缺水危機

由於全系統可以精準用水，不浪費水資源，預計可以節省農業用水90%以上。目前台灣農業用水佔全部水資源的70%，真正有效的用水才10%，其餘的水資源全部浪費掉了，非常的可惜。

B-3-13 大愛的農法

目前世界的3大農法都是70多年前農業社會的農法，不能解決現代農業以上的4大危機，只能種有機蔬菜給小部分的人吃，做到樂活的功能，這是小愛的農法。「Winco農法5.0」能大量種植富硒富鍺的功能性有機農作物給世界的人吃，這是大愛的農法。

B-3-14 高科技自然農法

前文說機械製造業由大批量逆轉為小批量，才能90天逆轉為3天；同理，農業由大批量幾百公頃逆轉為小批量：3平方米，才能自動化，達到水稻每年採收2次逆轉為每年採收6次；因此，無論機械製造業或農業，大批量生產逆轉為小批量生產是大趨勢，是未來的生產標準。

「Winco農法5.0」採用「小面積」3平方米的栽培箱種植120株水稻，就好像在實驗室種植水稻，可以精準的控制水稻的生長條件，乾濕度，又方便自動化；而目前的傳統農法是與天鬥爭，與雜草，各種害蟲生物大自然鬥爭，因此大撒農藥殺蟲，反而害死人類，這是無解的農法；人類農業「逆轉」的時候到了，就是「Winco農法5.0」，是創新的農法，同時解決現代農業的4大危機，將顛覆Disrupt「逆轉」人類千年來的農耕方法。也是目前全世界80億人可以吃得更健康的高科技自然農法。到2050年，世界人口將達到100億人，現在的可耕農地又年年減少，肯定發生糧食的危機，怎麼辦？「Winco農法5.0」就是解決糧食危機的方法。

現在世界氣候異常，不是旱災就是水災，以上「Winco農法5.0」是離地生長，高於地面半公尺到1公尺，農業用水是傳統農法的1/10，用水幾乎沒有浪費，又有自動遮雨系統，可以預防水稻在開花時下雨，或太陽太大，也可以遮陽，因此「Winco農法5.0」是對付極端氣候的有效方法。

前日在電視看到介紹新加坡有35家高科技的立體農場種植有機蔬菜，加氮磷鉀NPK的肥料後，蔬菜非常漂亮，但是礦物質營養素不足，因為他們不知道Winco農法的理論，請參閱A-2-2「人體血液元素含量曲線」與「地殼岩石中元素含量曲線」的平行線，這是天生的自然法則，因此這些有機蔬菜都是微量元素礦物質營養素不足的食物。當然他們以後會改進的。

B-3-15 生產量預估與投資回收

1）依據國外的研究報告：水稻強化栽培體系（System of Rice Intensification，SRI），0.125hm，120 天 生 長 期，50 公分 X50 公分乳苗單株，根系沒有破壞，每株用 1 公斤堆肥，人工除草 4 次，每株可以採收 0.52 公斤，共收成 2740 公斤，推算出每公頃可以生產 21 公噸。SRI 重點強調乳苗單株與土壤乾濕度的控制，可促進根系的發展。以上由小面積的產量推算大面積的產量是不對的，因為大面積也要除草 4 次，人力做不到，產量自然差了。

2）本農法是15公分X 15公分，3平方米撒播120粒種子，種子直接在土壤生長，因此不要插秧，根系自然生長，比乳苗單株更好，每株給0.5公斤的發酵液體菌肥，依據水稻生長的不同階段，栽培箱土壤可精準的控制乾

濕度，採用小分子團水灌溉，可以增加農作物的生產量20%，又在栽培箱養殖綠藻，螺旋藻，C.G.F.可以促進根系10倍的生長；岩鹽，微量元素硒Se與鍺Ge，可以使發育，開花，發芽率大大提高，不易受蟲（細菌類）害而能提高生命力。因此可以產生更多的分蘗，又蒸汽殺蟲除草，自動施肥，水稻需要多少肥料，隨時就給多少，自然可以生產更多的稻米。預估每株在更好的生長條件下，臺灣的氣候條件每株可以生產0.25公斤-0.5公斤以上，以前面SRI農法0.5公斤的一半計，3平方米120株x 0.25公斤= 30公斤，每平方米生產10公斤，每套系統200公尺x300公尺=6公頃，採收144公噸富硒富鍺有機米。目前一般每公頃有機米可以生產5公噸，生產力相差10-20倍，因為在栽培箱的農作物，可以創造出給農作物最好的生長條件。

3）本系統生長區4800個栽培箱有1.44公頃，可以收成144公噸富硒富鍺有機米。在臺灣水稻的生長期3-4個月，在台東地區溫度高，水稻的生長期3個月，傳統農法每年可以採收2次，但是依據以上Winco農法5.0每年可以收成6次，864公噸的富硒富鍺有機米；是功能性米，有食療的功能，每公斤200-300元台幣，每公噸20-30萬元，等於1萬美元，因此在東南亞熱帶地區水稻，每套系統每年可以收成144公噸x 6-7次=864公噸-1008公噸=864萬美元-1008萬美元。預計投資這一套系統，3年可以回收。

B-3-16 地球村連鎖農場

依據以上機械製造業的聖經——地球村連鎖工廠的理論與實踐，可以在地球村100個國家設立個別的連鎖機械製造工廠，當地生產，就地供應，然後全部在各個國家股票上市；相同原理，「Winco農法5.0」在地球村也可以在100個國家設立個別的連鎖農場，全部當地種植生產富硒富鍺有機的農作物，就地供應給當地的人吃，同時股票上市，這是執行力的問題。這又是一個天方夜譚的故事。

那麼「Winco農法5.0」地球村100個國家的無數個連鎖農場當地股票上市，是不是百億級？

B-3-17「0與1」理論的實現

2009年Winco忍痛結束上海中一機械公司的生產製造業務，大陸的工程師對Winco說，Winco非常的不孝，意思就是Winco許家的機械事業在Winco第三代手中結束了，1變0；現在Winco /硒鍺先生 的 硒鍺液態海水螺旋藻養殖農場成立了，0變1，將來連鎖農場，連鎖工廠，陸陸續續在地球村成立了，又變出很多新的1出來，就是WincoA4文章「0與1」理論的實踐。

B-3-18 葡萄酒＋橡木桶的沈思

現在社會葡萄酒文化盛行，喝葡萄酒形成風氣。法國或意大利的進口葡萄酒全部都在強調他們是百年以上的葡萄酒生產商，他們的釀酒設備與技術是多麼好，他們生產的葡萄酒全部在橡木桶熟成多少年後，再換雪莉桶第二次熟成多少年，因此他們的葡萄酒非常香醇，可以賣個好價錢。

為什麼葡萄酒釀造完成後一定要再經過橡木桶，雪莉桶多年的浸泡，利用木材本身特有的香氣來改造不香又辣又澀的葡萄酒，變成有各種水果香味的葡萄酒？然後可以賣好價錢。

以上的百年酒廠，他們的葡萄園當然也是百年了，因此依據前面「現代農業的盲點」的述說，他們在那個百年的農地也已經種植葡萄百年以上了，歷年的葡萄都是採用氮磷鉀肥料，土壤非常的貧瘠，因此怎麼可能種植出好吃又營養的葡萄來？因此Winco提出第二代有機蔬菜的理論，如何種植出百年前的蔬菜水果與穀物，就是以喜馬拉雅山岩鹽稀釋4000倍以補充自然界84種的海水礦物質，再進一步升級到第三代有機蔬菜的理論，種植出富硒富鍺的功能性葡萄。

Winco以前在大陸鎮江的花市買到一顆葡萄果樹，

Winco問農民說，葡萄樹好好的，為什麼要挖出來賣掉？農民回答說，一般的葡萄樹，每種植5年後，就要淘汰掉，因為葡萄的生產量下降，又退化成非常澀，不好吃，因此要換新的葡萄樹；現在想起來其實不是葡萄樹退化了，而是土壤退化了：每年沒有補充土壤的礦物質，因此葡萄樹當然種不好。解決的辦法就是以上Winco提出的第二代有機蔬菜理論。現在台灣苗栗地區的草莓，種植多年後草莓的生產量下降，也不甜，不好吃，推說原因是草莓退化了，因此找農業的專家要開發新品種的草莓，其實以上葡萄與草莓生產質量下降的原因都是相同的：沒有補充土壤的礦物質。

台灣的茶葉也有相同的問題。Winco以前聽一位茶農說某某地區的烏龍茶不行了，都是老叢（老茶樹）。他的意思就是現在這個知名地區烏龍茶的質量已經不行了，現在該地區茶葉的香氣，甘甜度都下降了，就是茶葉變得不好喝了。Winco聽到後非常的驚奇，台灣這麼知名的烏龍茶怎麼會如此呢？其實相同的原因：沒有補充土壤的礦物質。聽說印度知名的大吉嶺紅茶樹，也是約20年就會砍掉重新種植新茶樹。以上每幾年就要更換新的茶樹，葡萄樹與草莓，對嗎？

其實只要看野生的百年茶樹與葡萄樹，還是那麼好喝好吃，就知道答案了。

Winco採用我自己種植的有機硒鍺米委託酒廠釀造出硒鍺米酒，為什麼Winco的米酒更香醇又順口好喝？比相同酒廠釀造別人的有機米的酒，沒有酒香，有一點辣，Winco找出原因，就是別人的有機米原料營養不良，他們只是採用氮磷鉀當肥料，不知道土壤要補充含有自然界84種的喜馬拉雅山岩鹽礦物質。前面有介紹說，海水稀釋（100-120倍）當灌溉水，番茄的維他命C多25%，胡蘿蔔的維他命A多40%，因此請大家舉一反三，Winco的硒鍺米是採用含有自然界84種天然礦物質的喜馬拉雅山岩鹽稀釋4000倍當灌溉水，因此硒鍺米非常好吃，而以這麼好吃的硒鍺米來釀酒，當然比別人好喝又營養。Winco參加展覽會時，有一位客戶在品嘗了我的硒鍺米酒後說，比日本的大吟釀好喝，她說她們家族習慣喝大吟釀，因此當場就購買12瓶的硒鍺米酒，Winco非常高興；以前的高粱酒非常的辣，沒有酒香，非常難喝，其原因就是現在傳統農法種植的高粱釀酒原料營養不良；以上葡萄酒採用橡木桶改進香氣，其原因也就是釀酒所採用的傳統葡萄是由百年的葡萄農場種植出來，缺乏礦物質而造成釀造葡萄酒的原料營養不良。有豐富礦物質營養素的葡萄原料，才能釀造出好喝的葡萄酒哦。

有專家說：要做好醋，先做好酒；
Winco說：要做好酒，先種好米。（葡萄/小麥/高粱）。

B-4 各種跨領域整合的創新

前面序言有說到「跨領域整合」又是什麼東東？並且列出很多的組合，現在一一的說明如下：

機械製造（自動化）＋螺旋藻養殖（生物科技）
＝密閉式海水螺旋藻自動養殖系統＋自動採收系統

機械製造（自動化）＋水稻種植（農業）
＝水稻自動彈性種植系統平臺

螺旋藻（生物科技）＋水稻（農業）
＝螺旋藻含有生物生長促進因子，日本的專家報告可以使水稻的根部生長10倍

硒鍺鈣鉀鎂 鉻鋅鐵銅錳 鉬鈷碘（營養學）＋海水螺旋藻（生物科技）
＝以上元素與螺旋藻螯合反應，變成超級食物營養素，功能性螺旋藻

硒鍺鉻鋅（營養學）＋水稻（農業）
＝硒鍺鉻鋅米，變成超級食物營養素，功能性米
＊日本研究說，鍺可以提高水稻開花的授粉率，並使水

稻強壯得不會得病蟲害

　　硒鍺鉻鋅（營養學）+ 高山茶（農業）
　　=硒鍺鉻鋅高山茶，變成超級食物營養素，功能性茶

　　硒鍺鉻鋅（營養學）+ 蔬菜（農業）
　　=硒鍺鉻鋅蔬菜，變成超級食物營養素，功能性蔬菜

　　硒鍺鉻鋅（營養學）+ 果樹（農業）
　　=硒鍺鉻鋅水果，變成超級食物營養素，功能性水果

　　機械製造（自動化）+ 螺旋藻養殖（生物科技）+ 硒鍺鉻鋅（營養學）+ 水稻種植（農業）= 4個領域的跨領域整合=量產「醫療級食物」=食物藥Nutraceutical
　　= Winco農法5.0 超級組合。

　　以上是Winco所發現的奇妙的「跨領域創新整合」模組，也就是Winco的勝利方程式。

B-5 星巴克咖啡的跨領域創新

　　這個時代各行各業競爭非常厲害，要混一口飯吃不容易，一定要有跨領域，差異化的創新產品，才有立身之地，這是非常現實的事實。星巴克咖啡是世界級的老大，為了在咖啡界生存持續保持領先當業界的老大，已經提出第4代經營模式，賣頂級的手沖咖啡，同時繼續突破傳統的創新營業方法，在上海的浦西設立一家3樓的觀光超級咖啡旗艦店，規模非常大，在一樓現場採用非常先進的自動設備磨咖啡豆給客人參觀，除賣咖啡外，還跨領域賣各種精品麵包，漢堡，二樓賣高級烏龍茶，可以在現場如傳統的茶行一樣泡茶，品茶；三樓賣精釀啤酒，葡萄酒，可以在三樓品美酒，這也是星巴克咖啡跨領域創新整合的商業模式。

B-6 麥當勞的跨領域創新

　　麥當勞也是不停的改變，傳統的漢堡外，新開發素肉漢堡，生意非常好，以前不能做到素食者的生意，現在素食的人多，新開發成功的素肉漢堡可以賣給素食的人了。素肉漢堡也是一種跨領域的創新。

B-7 跨領域未來的創新產品

依據以上這些跨領域創新的趨勢，可以預見以下未來可能的創新產品：

1）硒鍺有機藝妓 Geisha 咖啡：

採用以上Winco農法5.0的技術，這是頂級的功能性硒鍺有機藝妓咖啡。

回甘好喝又營養，世界獨一。

2）硒鍺有機啤酒：

採用以上Winco農法5.0的技術，由種植硒鍺有機小麥，大麥，硒鍺有機啤酒花開始，這是頂級的功能性硒鍺有機啤酒。

好喝又營養，世界獨一。

3）硒鍺有機黑麥汁：

採用以上Winco農法5.0的技術，由種植硒鍺有機小麥開始，這是頂級的功能性硒鍺有機黑麥汁。這是回教國家最頂級的無酒精飲料。

好喝又營養，世界獨一。

4）硒鍺有機葡萄酒：

採用以上Winco農法5.0的技術，可以種植硒鍺有機葡萄，釀造頂級的硒鍺有機葡萄酒。好喝又營養，世界獨一。

5）硒鍺有機糙米養生醋：

採用以上Winco農法5.0的技術，可以種植硒鍺有機糙米，釀造硒鍺有機糙米酒，再醋酸菌釀造成頂級的硒鍺有機糙米養生醋。

　　好喝又營養，世界獨一。

6）硒鍺有機素肉，有機素肉漢堡：

　　採用以上Winco農法5.0的技術，由種植硒鍺有機黃豆，扁豆的原料開始，生產硒鍺有機素肉，硒鍺有機素肉漢堡。

　　好吃又營養，世界獨一。

7）硒鍺海水螺旋藻飼料：

　　養雞，養蝦，養高級鮑魚魚苗，養高級魚類與養比賽鴿子的超級營養素飼料。

8）硒鍺有機雞蛋：

　　雞吃硒鍺海水螺旋藻飼料，就好像雞吃補品提升免疫力，營養又健康，就是硒鍺有機雞與可以生吃的硒鍺有機雞蛋。

　　硒鍺有機雞的硒鍺排泄物又是硒鍺農作物的肥料。

9）硒鍺海水螺旋藻藻泥面膜膏：

　　以上硒鍺海水螺旋藻藻泥經過超音波細胞裂解成氨基酸，可擦臉部或全身，是世界最頂級的純天然硒鍺海水螺旋藻氨基酸營養素化妝品。

10）硒鍺海水螺旋藻浴：

　　前面有關鍺元素的解說，提到：被視為「奇蹟之泉」的魯魯洛泉水救人無數 ，這樣的「奇蹟之泉」，很快將在

台灣出現，不但含有鍺元素，還有硒元素等自然界近百種的礦物質，還有海水螺旋藻經過超音波裂解的各種氨基酸的溫泉浴，世界獨一。

11）綜合飲料長壽村世界連鎖店：

如以上星巴克咖啡一樣，賣：

硒鍺有機藝妓Geisha咖啡＋硒鍺海水螺旋藻藻泥與飲料＋硒鍺有機豆漿＋硒鍺有機紅茶綠茶＋硒鍺有機糙米養生醋＋硒鍺有機米素肉漢堡＋硒鍺有機鷄蛋＋硒鍺有機珍珠奶茶＋硒鍺有機啤酒＋硒鍺有機黑麥汁＋硒鍺有機葡萄酒＋硒鍺海水螺旋藻藻泥面膜膏＋硒鍺有機米＋硒鍺米糠＋硒鍺有機蔬菜＋硒鍺有機水果。

**賣健康的地方，好像住在頂級的長壽村一樣，世界連鎖經營。

好吃好喝，營養又健康，世界獨一。

B-8 跨領域未來的創新技術

1）硒鍺有機茶自動種植，採收系統：

利用Winco農法5.0＋現在台灣已經開發成功的雙機械手臂+電腦自動辨識系統+山坡地種植標準化關鍵技術，可以開發成功以上的創新系統。解決了現在種植茶葉的勞力危機。 世界獨一。

2）硒鍺有機咖啡自動種植，採收系統：

利用Winco農法5.0 + 現在台灣已經開發成功的雙機械手臂+電腦自動辨識系統+山坡地種植標準化關鍵技術，可以開發成功以上的創新系統。

解決了現在種植咖啡的勞力危機。世界獨一。

3）硒鍺有機葡萄自動種植，採收系統：

利用Winco農法5.0 + 現在台灣已經開發成功的雙機械手臂+電腦自動辨識系統+山坡地種植標準化關鍵技術，可以開發成功以上的創新系統。

解決了現在種植葡萄的勞力危機。世界獨一。

** 請問以上硒鍺有機米 + 硒鍺米糠 + 硒鍺有機紅茶綠茶，再加13項，共16項跨領域未來的創新產品及3項跨領域未來的創新技術：

跨領域創新的時代機會是什麼？ 是不是全部是 世界級！百億級！

管理專家彼得杜拉克說：預測未來最好的辦法，就是自己創造未來。

The best way to predict the future is to create it.

投資專家羅傑斯寫一本書：給她女兒的12個箴言，其中說到：

假如每一個人都嘲笑你的想法，那可能就是成功的指標。

又說道：看得見未來的人，可以累積財富。

以上前輩的睿智之言，說的一點沒錯，佩服佩服。

B-9 新加坡也可以成為世界級的農業大國與製造業大國

以上地球村「連鎖農場」與「連鎖工廠」的理論是可行的，但是由於台灣的特殊政治環境，將很難實現這個理想，因此Winco想到新加坡沒有台灣的政治問題，將是實現地球村「連鎖農場」與「連鎖工廠」最佳的國家。但是一般的人一定很快的直覺說，新加坡是一個小國，怎麼可能，Winco依據以上「逆轉」的推理，同時知道這個世界充滿無限的可能，因此就「天馬行空」試著寫如下的一封信：

給新加坡****的一封信

To：新加坡****

Attn： CEO

Sub： 新加坡也可以成為世界級的農業大國與製造業大國

說明：

1・以前在世界各國的市場，隨處都可看到，買到 Nokia 的手機，大家一看到 Nokia，就知道是芬蘭的品牌，雖然芬蘭是一個小國家。

2・新加坡也可以如此，成為世界的農業大國與製造業大國；但農業與製造業並不是新加坡的強項，新加坡地小人少，怎麼可能，該如何才能辦到？

3・整合世界的資源，利用世界的人才，如大量利用臺灣與中國的農業與製造業人才，結合新加坡的長處——政治上與世界各國都友好，都可以去，人人說英語，與世界接軌。

4・製造業與服務業都是系統，成功的經驗可以不斷的複製，21 世紀世界連鎖工廠的時代已經來臨；

　市場在哪裡，就在那裏生產

　　Where the Markets are, Where we Produce ；

　市場需要什麼，就生產什麼

　　What the Markets need, What we Make ；

　　這是必然的趨勢；目前世界各國的製造業，他們的能力與觀念，只能在他們的國家大，要他們跨出國外去當地生產，技術與財力都有問題，只能在他們的國家當小霸王，除了大集團如 Toyota, Honda，等之外，都是中小企業，這就是新加坡的機會。

5. 想想看，有那麼一天，世界上所有的國家，每一個大都市，都有新加坡的連鎖農場與連鎖工廠，當地生產，就地供應，展現出新加坡世界級的競爭力，地球村幾百家連鎖農場與連鎖工廠，全部當地股票上市，全世界的人，每天都要吃新加坡的超級富硒富鍺有機食物與用新加坡的產品，他們都知道那是新加坡政府作的，這是新加坡的國力在地球村實實在在的延伸：

   人人離不開新加坡，人人愛新加坡。

6. 這個企劃案可行嗎？請找專家研究「Winco 農法 5.0」與 A25 機械製造業的聖經，就可知道 21 世紀「醫療級食物的時代已經來臨」與地球村「連鎖農場」，「連鎖工廠」的時代已經來臨及如何實踐世界市場，在地化生產，世界連鎖經營之原理與方法，這是百億級的事業機會，也正是新加坡難得的機會。

7. 高科技的地球村「連鎖農場」與「連鎖工廠」是未來農業與製造業的必然趨勢。10 年，20 年，30 年後製造業連鎖工廠就好像現在服務業的 7-11 連鎖便利商店，Mac Donald，Starbuck 咖啡連鎖店一樣的發展；而這個企劃案並不是去搞發明，或是生物科技上新藥的開發，成功率低，它是完全看得到，摸得到的東西，它就是將目前各行各業現有的技術作整合，然後在地球村世界各國來當地生產，就地供應的生產系統整合（Integration of Production System）的技術 ，也是運用雲端科技，元宇宙 Metaverse 的整合的技術，這是一個高科技的企劃案。

8. 共同來迎接這個偉大創新的時代的來臨：

　　Winco 在機械製造業奮鬥 38 年，將看到的未來發展趨勢與機會寫出來，希望能與新加坡共同來迎接這個偉大創新的時代的來臨，共同造福人類。

敬祝：
富足的新加坡
快樂的新加坡

==

後記：

　　國家CEO的看法是看「0到1」的問題，CEO專家助理的看法是看「1到100」的問題，因此對於「0到1」的問題，CEO專家助理往往不能理解與認同，完全不一樣的觀點，但是這是新加坡很難得的好計畫；Winco相信只要是好的企劃案，國家CEO遲早會看到。 Winco不管結果如何，但一切隨緣吧！！

　　這是Winco遲早要作的計畫，但是要有幾億的資金這個計畫才能發動得了，因此Winco擬由生物科技「硒鍺液態海水螺旋藻」創造出充裕的子彈，再來實踐高科技的地球村「連鎖農場」與「連鎖工廠」的理論。其實以上的計劃是「開工廠(農場)不要錢」的，例如一個「連鎖農場」要花1000萬美金，可以找1000人，每人投資1萬美金，因為2-3年可以回收投資，又5年可以股票上市，10倍回收，

「連鎖農場」是高科技的自然農法，因此這個商業模式是可行的。

　　「連鎖農場」成功之日，就是醫療級食物的時代來臨之時。也就是地球村就是長壽村的太平盛世。

　　這個時代要混一口飯吃不容易，以上「連鎖農場」與「連鎖工廠」的理論是一個全新的商業創新模式與必然的發展趨勢，Winco拋磚引玉，上面的計畫世界上應該會有很多人有興趣的。這又是Winco一個天方夜譚的故事。

B-10 跨領域創新的困境

　　以上「機械製造業的聖經」談到傳統「大批量」生產降低成本，「逆轉」到彈性製造系統FMS「小批量」，「90天變3天」的生產方式，日本老早40年前已經得到證實，每天大量的採用中，領先世界各國；前面「Winco農法5.0」推理出，現在「大面積」幾百公頃，機械化的農耕的方式，將「逆轉」為「小面積」3平方米栽培箱的自動化耕種的方式，因為「大面積」幾百公頃，機械化的農耕的方式，不能解決土壤裏面雜草的種子與害蟲蟲卵的問題，因此要用飛機在空中噴灑農藥，讓人類天天在吃農藥，這個偉大的成果就是現在每3個人就有一個人得癌症。因此如

何種植出「萬噸級」的有機農作物給世界的人吃，這個問題，目前的農法無解。

而「Winco農法5.0」是跨領域創新的農法，可以解決目前傳統農法的4大危機。由「大面積」幾百公頃：不可控，「逆轉」為「小面積」：可控，3平方米栽培箱的自動化耕種的方式，就是以上問題的解決方法，因為可以實現土壤採用蒸汽殺蟲除草的理想。

前面提到機械製造業由「大批量」，「逆轉」到彈性製造系統FMS「90天變3天」「小批量」的道理，生產週期差30倍。「Winco農法5.0」水稻每年可以採收6次，每次約20倍的生產量，與傳統農耕方法也是差好幾倍。這個推理，目前的農業專家（當代權威）可能沒有人會相信，以為是Winco在胡說八道，因為Winco不是教授，也不是博士，也從來沒有聽過國外的專家說過這樣的理論，以上的推理太不可思議了，這是改變人類千年來農業歷史的農法，由勞力密集，「逆轉」到技術密集與資本密集，就好像是哥白尼的「地動說」一樣，目前很難取信大家，就好像是一個天方夜譚的故事，因此Winco要先將「Winco農法5.0」每年水稻可以採收6次的流程申請台灣，美國的種植方法的發明專利，這樣才可以讓世界的農業專家（當代權威）相信。

請大家參閱以下的2封信，就可以體會跨領域創新的困境。

B-11 給農業改良場 的 2 封信

-1　To：00 區農業改良場　　　　fax：03-

Sub：合作實驗水稻的生長產量能否達到每平方米生產 10
公斤以上的稻米

　說明：

1）依據如附件的「水稻強化栽培系統」的方法，每 50 公
分 x 50 公分，乳苗單株，種植 1 株水稻，每株給 1 公
斤的堆肥，結果每株可以採收 0.52 公斤。

2）依據「Winco 農法 5.0」的原理，我公司擬實驗在不鏽
鋼栽培箱 1 公尺 x 3 公尺 X 0.5 公尺 ，15 公分 x 15 公分，
種植 1 顆水稻種子，撒播 6 列 x 20 粒 =120 粒的水稻種子，
以小分子團水當灌溉水，發芽後，在水中加 硒鍺海水螺旋
藻 液肥，同時讓「螺旋藻」在栽培箱水中生長，根據日本
的專家在書上說：

　1- 螺旋藻含有生物生長促進因子，可以讓水稻的根部
生長10倍。

　2- 鍺元素可以提高開花的授粉率，並可以使水稻強狀
得不會得病蟲害。

3）同時以上栽培箱的液肥，可以依水稻的生長情況無限制供應；因此，要觀察水稻在這樣的生長條件下，4 個月後的結果 - 採收，每株能否可以採收 0.25 公斤到 0.5 公斤，則它的生產量，3 平方米 120 株應該可以採收 30 公斤以上？或以下？ 有 2 個栽培箱，另外一個 20 公分 x 20 公分種植 1 顆水稻種子，它的生產量每平方米又是多少公斤？

4）此次實驗的目標就是要觀察以上 3 平方米的栽培箱生產量，能否達到 30 公斤，每平方米生產 10 公斤以上的稻米。

5）因為這樣的實驗要找公家機關一起做才有公信力。

6）以上「Winco 農法 5.0」將申請台灣與美國如何水稻每年可以採收 6 次的生產方法的發明專利，今後的農業將由勞力密集，進化到技術密集與資本密集。這個系統將來要與工研院一起開發，並申請政府補助。

7）請參閱附件有關「Winco 農法 5.0」的簡單解說，並請諸位專家批評指教。

注：以上附件，2020/12/21 早上已經交給貴單位三星鄉的○○分場。

許瑞雄　　2020/12/22

　　**附件的「水稻強化栽培系統」是中國最權威的水稻專家袁隆平的報告。

　　袁隆平前輩看到「Winco農法5.0」的理論後，不知道會有什麼評論？

-2　To：00 區農業改良場 fax：03-　　　　文號：XG 001

Sub：1）合作實驗水稻的生長產量能否達到每平方米生產
　　10 公斤以上的稻米

　　2）Winco農法5.0每年水稻採收6次的解說

　　說明：

　　我公司2020/12/22 給貴單位以上主題1）的合作實驗水
稻生產量計劃。

　　現在補充說明主題2）：

1）我公司與宜蘭三星鄉的鄧＊慶先生一起友善農耕 6 年，
　　採用以上提到的硒鍺海水螺旋藻當肥料，在水田中讓螺
　　旋藻自然生長，最後就是最好的有機質肥料，去年 2.8
　　分的友善米，收成 4800 斤的溼穀，每分農地約可以採
　　收 1600 斤的溼穀友善米。以上都是請紀元有機農場操
　　作。

2）我公司與羅東「明春有機農場」契作有機硒鍺米 3 年，
　　去年合作面積 7.3 甲。

3）硒鍺米是功能性米，硒元素抗癌，鍺元素也抗癌，癌症
　　病人如何預防復發？

　　　　　每天吃富硒富鍺的有機農作物，是養生好方法。
　　那一天癌症病人知道硒鍺米的功能性，那麼200甲也
　　不夠賣。

4）請參閱附圖：

Winco 農法 5.0 富硒富鍺有機水稻蔬菜自動彈性栽培系統平
　　臺。

水稻種子撒播在3平方米的不鏽鋼栽培箱中，6列 x 20粒=120粒，存放在準備區的高架自動倉庫中，高架自動倉庫就是自動育苗的農場，自動撒水，2個星期發芽，再生長到2個月，自動移動到生長區，再2個月，在這個栽培箱中的水稻種子已經生長滿4個月了，就是採收的時候了。

5）以上是連續生產流程，如此在生長區，每 2 個月可以採收一次，每年可以採收 6 次，當然要在台灣南部地區，溫度高一點；生長區每採收一箱，同時放回準備區已經生長 2 個月的栽培箱一箱，2 個月後又可以採收了。

6）已經生長 4 個月的栽培箱自動移動到採收區，在自動採收完成後，直接動力滾輪送到土壤自動處理區，經過蒸汽殺蟲除草，加發酵槽的液肥，再移動到對面的自動撒播系統，撒播完 120 粒的水稻種子後，再移動到高架自動倉庫育苗。

7）如此 1）採收，2）移植稻苗（不要插秧），3）土壤處理，4）撒播種子，4 個流程，一次同步完成。

8）以上 Winco 農法 5.0：高科技的自然農法，每年水稻可以採收 6 次的方法，要申請台灣，美國，中國的發明專利，也請貴單位的專家多多指教，謝謝大家。

　**附件：Winco農法5.0富硒富鍺有機水稻蔬菜自動彈性栽培系統平臺的流程設計圖。

許瑞雄　　　2020/12/30

以上的2封信，○○區農業改良場的收文小姐打電話問Winco說，這個公文要給哪一個單位辦理，Winco說就請你轉給負責水稻的專家看吧！Winco因為怕水稻專家不瞭解我公司的背景，因此趕快再寫第二封信，介紹我公司從事水稻種植已經有7年的實作經驗，去年與宜蘭羅東的明春有機農場一起實作7.3甲。以前在宜蘭三星鄉與有機班的同學一起耕種水稻時，Winco在水田中同時養殖螺旋藻作為最佳的有機肥料，與採用喜馬拉雅山岩鹽及加硒元素，鍺元素，鉻元素，鋅元素以補充土壤的礦物質，以上日本的專家說，螺旋藻含有生物生長促進因子，可以使水稻的根部生長10倍，鍺元素肥料可以讓水稻開花的授粉率提高，並強壯得不會得病蟲害，Winco在以上水稻的實作中，生產量也已經取得重大的突破，三星鄉2.8分的農地，收成4800斤的溼穀，每分農地約可以採收1600斤的溼穀友善米。目前的有機米生產量每分農地約可以收成600-900斤的溼穀，採用噴灑農藥的傳統農法每分農地約可以收成1000-1300斤的溼穀就不錯了。

　　但是以上在水田中的實作，水稻的生長條件不容易控制，例如螺旋藻在水田中生長分佈不均勻，鍺元素肥料容易流失，因此若在1公尺×3公尺×0.5公尺的栽培箱中，依據附件「水稻強化栽培系統」的原理，就好像在實驗室中做實驗，任何你想到對水稻生長有利的條件，都可以加上去，Winco認為人類只要將這個3平方米的栽培箱好好的控制好，

其他大地上生物的自然生態，就放它去吧，人類若硬要採用農藥來控制大地，與自然為敵，是註定徒勞無功的。

Winco為了想要知道在1公尺x 3公尺x 0.5公尺的栽培箱中，依據附件「水稻強化栽培系統」的原理，加上以上螺旋藻與喜馬拉雅玫瑰鹽及鍺元素的肥料，與採用小分子團水當灌溉水，15公分x 15公分種植一株（一粒種子）水稻，6列x 20 株=120株，每株是否可以收成0.25公斤的水稻，每個栽培箱是否可以收成30公斤，Winco認為這樣的實驗要與政府的單位一起做才有公信力。

Winco想以上水稻+螺旋藻+鍺元素肥料的技術，目前世界上的農業專家（當代權威）應該沒有人知道採用，因此水稻的專家（當代權威）看到Winco以上的報告，應該會非常有興趣的，但是2年過去了，Winco目前一點也沒有接到水稻專家的任何資訊，大概是忽然有人在水稻專家面前談Winco農法5.0，水稻專家（當代權威）不同意，因為要顛覆人類千年來水稻每年採收2次的事實，「逆轉」為每年採收6次，需要一些困難的過程；本書前面為什麼要先介紹機械製造業彈性生產方法可以90天「逆轉」3天，差30倍，就是要讓大家相信，「Winco農法5.0」農業與機械製造業跨領域整合的八大生產系統 ，台灣南部地區每年水稻可以採收2次「逆轉」到6次，差3倍，這樣的方法並不是在變魔術，是因為採用2套系統，栽培箱在準備區先撒播水

稻的種子發芽生長2個月，再自動移送到生長區2個月，由於採用小分子團水當灌溉水，螺旋藻在栽培箱中生長，除了可以增加水稻的生產量外，還可以縮短水稻的生長期，如此水稻種子在栽培箱總共生長4個月了，就可以採收了，那麼不就是在生長區每2個月就可以採收1次，1年可以採收6次？以上Know How 說出來，大家一聽就懂了，非常簡單，只是要花很多設備的錢，但是一定值得的，因為可以解決目前農業的4大危機：

1）人類的健康危機
2）人類的糧食危機
3）解決農業的勞力危機
4）解決農業的缺水危機

以上水稻的專家（當代權威）大概認為Winco農法5.0每年水稻可以採收6次是天方夜譚的故事吧！Winco想就認真的趕快去申請發明專利吧！

Winco在2010年發表「有機蔬菜2.0」參加有機農業協會3周年的徵文，那時的會長就是一位校長博士（當代權威），也是沒有消息，連交流的機會也沒有，大概是Winco的知名度不夠吧。

B-12 專家的盲點

　　這個時代各行各業的競爭都非常激烈，因此如何跨領域創新就是各行各業的生存之道，但是專家往往有很多的盲點，阻礙了企業的跨領域創新之路，例如：

1）太自負

　　看不起別人，聽不下別人的話，尤其是反對者之異見，往往沒等聽完對方的異見，就一口打斷對方的談話，若老是如此習慣不改，則日後將聽不到，吸收不到別人之Idea。

2）愛面子

　　因為我是董事長，大教授，或權威博士，或 當代權威，所以不敢問，怕被人說沒學問。最後固步自封，停止進步。

　　Winco的技術，全是不恥下問學來的；每一次我與父親一起到日本買機，看到他們先進的生產設備很新奇，只要我看不懂的就問，因為我是buyer，我是生產紡織機械的工廠，不作他們的工具機，所以日方對於我的回答特別詳細，還怕我聽不懂，有一次有一個簡單的問題，我要我父親翻譯日語，我父親說這麼簡單的問題不要問，會被人笑話，我當時堅持要翻譯，結果答案居然與我們想的相反，

你敢問就學到了。

3）不能接受別人的批評:

要感謝批評我們的人，這是「功力」更進一步提升的機會；別人的批評，指出了我們的缺點，要懂得感謝。不要反面解讀為「沒面子」。則你會越來越進步，沒有批評，不會進步；有批評，進步比較快。

4）孤僻，孤芳自賞

與人討論，不能開誠佈公，則別人也將對你一樣，你就吸收不到別人的經驗，固步自封；而喜歡與別人交換心得的人，則不停的進步而勝過你。

5）每口忙於日常工作

沒時間看書，聽演講，作異業交流，以啟發靈感，異業交流往往產生智慧的火花，創造新知識，就像混血兒，不同種的人的基因混合，才能產生新品種。

6）總結: 開放的心胸

就以WINCO觀點來作本段的總結:

社會大學，不主觀，開放的心胸，多思考，多聽，多問，多學，未來看得見!!

B-13 開會要找外行人

　　商業週刊有一期在介紹吉卜力創意管理學時說，跟鈴木敏夫學，開會要找外行人。岩波書店前董事井上一夫曾說過，在吉卜力的鐵三角之中，他對宮崎駿或高畑勳那樣的天才不感興趣，但是要學鈴木敏夫。他長年與二位創意大師相處，體會到若要管理創意，團隊成員要能彼此互補，有天才也有忠誠的凡夫，才是理想的組合。

　　這個互補互助的看法，讓他衍生出開會4原則：
1）要快快樂樂，讓參與會議的人感覺不虛此行，才能誕生好的提案。
2）要參雜「專家」與「外行」，尤其是缺乏經驗的年輕人，才能提出跳脫窠臼的創意。
3）讓所有的人發表意見，既然找了多元的成員，就要收集多元的意見，向別人請益，是主持人最重要的工作。
4）主持人盡量不要帶著自己既有的想法與會，才能接納新意。

　　以上「開會要找外行人」的觀點，就是找沒有經驗的菜鳥來開會，因為菜鳥思想沒有包袱，往往有天馬行空的看法出現，但是這些看起來不成熟的看法，通常馬上會被專家老鳥否決，甚至開口大罵，因此鈴木敏夫才會認為

「開會要找外行人」，是不是也對應了以上「專家的盲點」的說明，因為這些習慣會阻礙團隊的跨領域創新，以上是Winco多年工作的觀察心得，分享大家。

B-14 我消滅你 與你無關

以下是一篇大陸流行的網路文章說，羊毛出在狗身上，由豬買單！

一部科幻小說上的名言：我消滅你，與你無關。

現階段打敗你的不一定是你的對手，而是一個過路人。

日本的Nikon退出中國，裁員2000人！很多人以為Nikon是被同行打敗，沒想到居然是毫無相關的行業。大陸Nikon公司直接宣佈破產的真相，受智慧手機普及化的影響。

2020年康師傅與統一方便麵的銷量急劇下滑，其原因不是他們同行的惡性競爭，而是Foodpanda, EatUber, ……餓了麼 等新興的外送平臺。

原來大趨勢是很殘酷的，它殺人是不眨眼的，也不會流血，根本不見紅。

在這個「跨界打劫」，飛速變化的時代，你永遠也無法想像下一個競爭對手，你也很難猜到新興的什麼行業，就打敗了什麼傳統的行業。

你不自我革新，不自我變革，就只能等別人來革你的命。

走在街上，看著川流不息的人群，小偷哭了！現在無現金的生活方式，讓他無從下手，現在幾乎人人都不帶現金出門，一切都靠手機支付，連買菜都不用現金！一個存在千年以上的職業——小偷，就這麼被毀了。而且現在連手機也很難偷了，因為走路吃飯都在看，時刻不離手。幹掉小偷的不是員警，是線上支付工具：微信和支付寶。

現在人工智慧AI的技術興起，專家說AI經由大數據的分析，未來可以取代律師，醫師，會計師的大部分工作，那表示有很多人要失業了，這是個什麼都可能發生的時代！

由以上的故事，請大家特別注意「跨界打劫」這個新概念，也可以知道「跨領域創新」成功了，也同時實現了「跨界打劫」的效果，因此，「跨領域創新」是目前各行各業的唯一生存之道。但是，請注意：我消滅你，與你無關。

本書正是一部在述說時代即將發生的天方夜譚，我消滅你，與你無關的真實故事。不是一部科幻小說。

B-15 一個天方夜譚的故事：三張紙如何賺 100 萬美金？

本書故事由「機械製造業的聖經」：地球村連鎖工廠，推理到「Winco農法5.0」：地球村連鎖農場，再推理到「醫療級食物/食物藥Nutraceutical的時代已經來臨，全部是Winco在漫長實際生活的體驗中，累積無數的工作心得而來。

Winco以前去臺中看我母親，有一次母親對我說，可憐代啊，你父親老了，你沒有技術，不會車床（意思就是我不會操作車床加工賺錢），工廠以後怎麼辦？Winco默聲沒有回答她。10多年後，當Winco 1994年完成在中國的第5個整廠輸出：CNC電腦車床生產計劃，總值630萬美金。有一天Winco回去臺中看我母親，我對母親說，你以前說我沒有技術，不會車床；現在我會教人製造CNC電腦車床，我3張紙（投資生產計劃書）可以賺100萬美金，也可以賺臺幣5000萬元，你說我有沒有技術？母親點頭笑一笑。

記得在中國上海浦東Winco的機械公司（1996年到2009年）與黃廠長一起工作的時間（他大學畢業就來我公司服務），我時常對廠長說出未來的一些計劃與看法，結果黃廠長老是回我說，「務實，務實」，意思就是要我不要「空思妄想」；那時Winco也正在瘋每天吃美國Re-Vita公司的液態螺旋藻養生，每個月全家人吃1-2萬元，6年吃了100多萬元，每星期到美國螺旋藻臺北公司聽4個食用者的見證，6年聽了300多個見證，證明了美國螺旋藻產品含有46種人體必需營養素，可以達到分子矯正醫學的理想：營養均衡不生病的理論是真的。

　　Winco有時將聽到的這些不可思議的見證說給廠長聽，又是回我說：「務實，務實」；有一次又是這樣沒好氣的回答我，意思就是要Winco不要說那些有的沒有的，潑我冷水，Winco當場發飆，我大聲的對黃廠長說，我是有實績的人，我賣了5套整廠輸出 Production System，美金2400萬元，我3張紙（投資生產計劃書）可以賺臺幣5000萬元，在1988年第一個整廠輸出的案子美金475萬元成功時，你不是告訴我說，當初你們每天為了我的案子，我要你們將以前沒有做的無梭織布機零件加工治具設計圖，整台份約200多張全部畫出來，這是非常寶貴的Know-How，可以賣錢的，你們為此辛苦工作忙了3個月，你親口對我說當時你們在背後偷偷的嘲笑Winco「天方夜譚」，結果生意成功後，你們驚奇大叫：居然會成功！

本案整廠輸出金額475萬美金，折合當時匯率約臺幣1.3億元，總成本8000萬元，6個月完成交機，就是3張紙賺5000萬元臺幣，Winco做生意數十年，Winco第一次嘗到賺錢的滋味。

　　Winco將心中的理想工廠，「天方夜譚」的投資生產計劃書賣出去，又可以賺到錢，非常有成就感！而且還開一家賺一家，智慧整合賺世界，將來在地球村開連鎖工廠，連鎖農場，又開工廠（農場）不要錢，因為智慧就是錢，也請大家不要嘲笑Winco說「天方夜譚」哦！前文Winco「發現」了第二個「逆轉」，水稻每年採收2次「逆轉」到每年採收6次，「預見」了第三個「逆轉」，病人越來越多「逆轉」到病人越來越少，都好像是「天方夜譚」的笑話，這個時代充滿無限的可能，Winco對大家說，以上都是真的。那麼Winco在「智慧養生」的詩中說：智慧整合賺世界 富貴長青活百二 也是真的喔。

　　以上在說明第一線的現場工程師的看法，他是機械製造的專家（當代權威），當然與經營者的看法層次不一樣，廠長認為Winco的機械加工技術不如他，他那裏知道Winco是跨4個領域整合的專家，是賣生產系統的專家，3張紙可以賺100萬美金。同樣的，國家CEO對建議案子的看法，其層次，高度與角度當然與他的一大群助理博士專家的看法也是有很大差距的，因此下面的專家助理在一大堆

的建議案子中，不一定可以為老闆抓出好的建議案子來。例如，現在馬來西亞要與中國合作，複製新加坡的成功模式，也要在附近更好的地理位置建造新的轉運港口與賭場，會威脅到新加坡未來的發展，這是國家CEO抱著頭發燒的問題，怎麼辦？因此Winco推理出：地球村連鎖工廠與 地球村連鎖農場 是新加坡未來的發展方向，也是一條新加坡未來發展要走的康莊大道。以上又是Winco 一個「天方夜譚」的「空思妄想」的故事。

那麼3張紙可以賺100萬美金，又是如何「天方夜譚」做到呢？

Winco解說如下：

假如一份投資生產計劃書（3張紙）總值美金300萬元，而這個計劃3年內可以回收全部的投資，那麼這個計劃就值300萬美金，即使你的設備硬件成本值100萬美金，其餘就是軟件的價值：教育訓練+技術移轉，可以讓這個計劃在3年內回收投資。當然要有真本事可以達到計劃書的目標，否則就是詐欺了。當然這個計劃書中的產品一定是客戶現在市場上急需的產品，而且能夠投資後馬上可以賺錢的項目，才有成功的機會喔。其實生產的全套的設備硬件是死的東西，沒有靈魂，一定要加上軟件的價值：教育訓練+技術移轉，才能夠讓全套生產系統活起來，讓全套生產系統具有生命力，讓新投資的生產系統可以在3年內回收全

部的投資。其實要獲得以上製造技術軟件的知識，也是要長期的工作經驗，花費很多的成本的。

以上Case總投資美金300萬元，開價美金400萬元，最後殺價到美金300萬元成交；成本美金100萬元，自己也投資美金100萬元。那麼就可以賺現金美金100萬元，賺股本美金100萬元，努力經營，每年還可以分紅喔。10年後還可以賣股本再賺一次喔。但是在中國經營的風險大，人算不如天算的事情也很多，一年要被欠款賠個2000萬元也非常容易哦。

Winco將以上的賺錢方法教給以前Winco設計規劃的合資生產電腦工作母機工廠的總經理，他是一位年輕的會計師，他非常聰明，當然一聽就懂得如何製作投資生產計劃書3年可以回收的技巧，他也在一年內如法炮製，成功搞了5個生產電腦工作母機的投資計劃，當然開工廠不要錢，非常高興，報紙報導說，某某公司賺8600萬元，其實他只學到Winco半套的技術，會計師總經理只有賺到股本（壁紙），沒有賺到現金就非常爽，因為帳上賺錢了。因為他不懂Winco「90天變3天」的天方夜譚的技術理論，在雙方做技術交流時，能夠讓對方30年工作經驗的總工程師，心服口服；或者讓「當代權威」在看到Winco「90天變3天」的天方夜譚的技術理論時，下評語說：這一篇文章可以救中國，中方廠長放心了，這樣3張紙630萬美金的合資生產

CNC電腦車床計劃就簽約了，不殺一毛錢。本合資案加上中方出的土地與建廠房90萬美金，注冊資本720萬元美金，中方佔65% 468萬美金當董事長，我方佔35% 252萬美金，Winco當副董事長。以上就是一樣都是在賣生產系統，但是Winco可以賣個好價錢的原因。

請大家參閱B-2-5智慧頌——開工廠不要錢，智慧就是錢 的解說，就是在說明軟件的重要，以前Winco台灣的同業對我說他們是在地上走的人，說Winco是走雲頂的人，因為現在大家都只會賣單機，是紅海市場，因此Winco改走賣生產系統Production System，賣軟件，賣技術。以上證明了：

軟飯（賣軟體）好吃。　3張紙可以賺100萬美金。
硬飯（賣硬體）不好吃。　要賣多少的機械設備才可以賺100萬美金？

當然你要繼續開發新技術，新產品，持續領先，才能夠永續發展喔。最後硬逼Winco到發展出 地球村連鎖工廠與地球村連鎖農場 的理論來。就是你在國內是老大，出了國外在地球村，老大就換人做了。

以上地球村連鎖工廠與地球村連鎖農場全部是跨領域創新的商業模式，20-30年後，將如7-11連鎖便利商店，

Mac Donald，Starbuck 咖啡連鎖店一樣的發展，這個時代充滿無限的可能，跨領域創新是現代企業永續發展或個人前途未來發展的方向，如何做到呢？那麼有請大家繼續聽Winco說「天方夜譚」的精彩故事哦。倘若大家都嘲笑你說的話都是「天方夜譚」，那表示你是「獨特」的人，那麼你的機會就到了哦！！

B-16 跨領域創新的捷徑：BNI 的 Power Team 簡介

　　本書寫到此，Winco在想，Winco以上的理論，全部是在實際的工作生活中體會而得，計中興大學讀農業化學系食品加工4年，民國58年畢業後在家族的機械工廠工作，在38年中花了幾億的學費，在台灣與大陸開了10家的機械工廠，2009年結束大陸的工廠，回來台灣去臺北市的信義社區大學，學習有機農耕3學期，種菜種稻，同時在家裏頂樓實驗開發海水螺旋藻的養殖，共12年，其中用了8年的時間設計完成以上的Winco農法5.0，以上共計54年的漫長時間，才學習到1）機械製造 2）生物科技 3）農業 4）營養學 4個領域的專長，或斜杆的人生，發表以上的3篇理論。

　　Winco覺得這個54年的學習過程，太漫長了，(但是Winco的青春活力指數檢測細胞年齡才21.4歲，目標年齡

活124歲，還OK)；在前面的序言中，有提到「跨領域創新整合」是現代製造業，服務業 出奇制勝的生存之道，或勝利方程式。例如：律師＋會計師；律師＋專利；會計師＋財務；會計師＋跨國服務；或 地政士＋網站設計師＋律師＋會計師＋專利＋財務＋跨國服務， 那麼這一定是生意鼎盛的 土地地政事務所，律師事務所，或會計師事務所，或專利事務所，或網路公司，因為他們都是「跨領域創新整合」的公司，以上正是BNI主張改變世界做生意方式的一個非常成功團隊的服務業「跨領域創新整合」Power Team 範例。不同的行業，大家互相介紹生意，壯大彼此的事業；例如，以上地政士的業務，本來只可以作到地區型的當地生意，現在因為地政士在BNI的團隊，結合 網站設計師＋律師＋會計師＋專利＋財務＋跨國服務的Power Team，竟然因為網站設計師幫他設計一個網站，就可以接到全台灣各地的生意，而且在處理土地問題的過程中，往往會遇到很多的法律問題與稅法的問題，那麼這個Power Team的律師與會計師馬上可以出面替客戶一次解決total solution，遠遠超越一般地政士的服務能力，因此現在地政士的業務，全台灣接不完，當然律師與會計師的業務也跟著忙起來，這個跨領域的Power Team商業模式，互相介紹彼此的業務，證明這個BNI Power Team 模式是成功的。

另外，BNI成立的宗旨就是「付出著收穫」Givers Gains. 就是明明在幫助別人做生意，最後「逆轉」，別人

也會幫助你做生意。

　　現在BNI在74個國家，有10000個分會，29萬個會員，還可以在本國做跨分會與跨國對全世界會員以Connect網路作連結，5M：More Members Make More Money。這是不可思議的跨領域創新的力量。 Winco因此認為以上BNI Power Team的成功模式，是跨領域創新的捷徑，這就是「讓夢想建立團隊，用團隊實現夢想」的BNI，特別介紹給大家參考。

C

醫療級食物/食物藥/Nutraceutical
的
時代
已經來臨

C-1 三篇理論 / 三個逆轉 / 三大驚奇 / 三個天方夜譚的故事

本書有三大主題：

A·岩鹽，海水螺旋藻，硒元素，鍺元素 的 功能解說

B·跨領域創新 之時代 已經來臨

C·醫療級食物/食物藥Nutraceutical 的時代 已經來臨

說完以上A. B. 二大主題，其實本書真正要談的主題就是：

C·醫療級食物/食物藥Nutraceutical 的時代 已經來臨，但是產生這個主題的背景，就是Winco在漫長的日常工作生活中，經歷過以上A. B. 二大主題之啟發，最後才推理出C. 的結論。

首先本書介紹了Winco發表的三篇理論，從跨領域創新說到：

第一篇理論：機械製造業的聖經：地球村連鎖工廠的理論與實踐。

「破解」第一個「逆轉」：

機械製造業生產週期如何由90天「逆轉」到3天 的方法。

第二篇理論：Winco農法 5.0 （Winco Agritech 5.0）。

「發現」第二個「逆轉」：

台灣水稻每年如何可以採收2次「逆轉」到6次的專利方法。

第三篇理論：醫療級食物/食物藥Nutraceutical的時代已經來臨。

「預見」第三個「逆轉」：

如何病人越來越多，「逆轉」到病人越來越少。

第一篇理論的地球村「連鎖工廠」，自然可以推理出第二篇理論：Winco農法 5.0的地球村「連鎖農場」，世界各國的人，每天都可以吃到富硒富鍺的超級食物營養素/醫療級食物/食物藥Nutraceutical，那麼不就是證實了第三篇理論：醫療級食物/食物藥Nutraceutical的時代已經來臨。

以上三篇理論，三個逆轉，三大驚奇。也是三個天方夜譚的故事。

以上三個逆轉，全部是顛覆時代的奇跡。

第三個「逆轉」： 如何病人越來越多，「逆轉」到病人越來越少？

有請大家繼續聽Winco說故事。

C-2「超級營養食物」：硒鍺液態海水螺旋藻

還是請大家回看一下A-3對於硒鍺液態海水螺旋藻的故事，述說了Winco與螺旋藻結緣的經過，Winco認為這是老天爺巧妙的安排，讓Winco瞭解螺旋藻對人類健康的秘密，開啟了人類健康養生的新時代。

前面Winco說到18年前（2004）Winco在一個星期天早上去臺北市象山爬山，遇到一家美國的Re-Vita公司的人，對Winco陌生拜訪，向Winco介紹液態螺旋藻，他們強調他們的液態螺旋藻含有8種必需氨基酸，18種天然維他命，20種的礦物質共46種人體需要的必需營養素，可以達到分子矯正醫學Ortho Molecular Medicine的理論：營養均衡不生病。

Winco邊吃邊研究，每個星期到Re-Vita的臺北公司聽4個不同消費者的食用見證，幾年下來聽過300多個見證，6年下來全家人吃了100多萬元的液態螺旋藻，Winco發覺一個事實，怎麼幾百個人不同的飲食習慣，有不同的疾病，為什麼在大家吃了含有46種人體必需營養素的「液態螺旋藻」後都會有「好轉反應」，最後改善了健康。

Winco母親的高血壓由30歲吃降血壓藥吃到80歲，沒

有一天中斷，她的血壓平日160-170，沒有想到吃Re-Vita公司的液態螺旋藻6個月後，我母親就停止吃降血壓的藥，我對母親說這是健康食品，怎麼可以不吃藥呢？原來她是每天早上起床感覺頭痛才吃藥，血壓降到140，頭不痛了就不吃藥，這個事實若是朋友對Winco說，Winco一定不相信，但是幾百幾千的見證，讓Winco引起興趣，邊吃液態螺旋藻，邊研究18年，花費超過1000萬元，Winco發覺分子矯正醫學「營養均衡不生病」的理論是真的，因此Winco希望有一天能夠將這麼好的「超級營養食物」：液態螺旋藻開發出來，造福人類的健康。

以上Winco與螺旋藻結緣的故事，不但啟蒙了Winco的健康知識，也才有今天寫這一本書的動機，分享Winco這幾年的工作與研究心得。

C-3 食物既是醫藥 = 食物藥 Nutraceutical

近代醫學之父希波克拉底說：把你的食物當成你的藥，如此，你的藥就是每日的飲食；Let your food be your medicine, and your medicine be your food. 又說 食物既是醫藥, Food is Medicine。依據生物科技農業的理論與技術，可以達到「食物既是醫藥」=食物藥 Food Medicine的理想，

也是自然醫學的最高境界：能用天然食物解決的，就不要用藥物和營養素；研究細胞所必需的營養才是新的醫學，那麼 超越 「分子矯正醫學」理論的食物：

　　硒鍺鉻鋅液態海水螺旋藻，它的特點：
1）細胞每天有 3 個「補氧」的方式：
　　（1）含有活性葉綠素a吃進人體變成血紅素
　　（2）又含有吃的氧：有機鍺元素
　　（3）硒元素，抗氧化，可以還原被自由基氧化的紅血球，恢復輸氧能力
2）也能夠補充以上 46 種必需營養素：
（8 種必需氨基酸 + 18 種天然維他命 + 84 種的海水礦物質）

　　以上人類精美的「原生態食物」：硒鍺鉻鋅液態海水螺旋藻，就是超級食物營養素/醫療級食物/食物藥 Nutraceutical，也是細胞所必需的營養，它是超越了「分子矯正醫學」理論的食物，就是未來的主流醫學。

　　日本的知名學者越智宏倫博士，是最早提出「抗老化」觀念的人，他臨終前說：我認為真正對人類有更多幫助的，不是生病了才吃的藥物，絕對是沒有生病前或生病後的食物。中醫很早前就主張食療食補的觀念，所謂「藥食同源」，但是由於目前農業的盲點，吃現代農作物礦物質營養素不足的食物，可以達到這個理想嗎？

位於加州的美國癌症中心於1988年提出「一日五蔬果」的觀念，以預防及治療癌症，主張非常正確，相同的原因，吃現代農作物礦物質營養素不足的食物，可以達到這個理想嗎？

　　Winco以前一位在象山公園早上運動的朋友林太太，她貧血非常嚴重，時常暈倒，因此身邊請了一位菲傭隨時照顧她。Winco介紹她吃美國Re-Vita公司的液態螺旋藻，一段時間後，她就不再發生貧血暈倒的情況，表示她吃美國Re-Vita公司的液態螺旋藻有助於貧血的改善。林太太對Winco說，她每個月吃她乾媽補血的中藥10多年，一直未見改善，沒有想到吃美國Re-Vita公司的液態螺旋藻後，竟然沒有再發生貧血暈倒的情況。她說她的乾媽就是鼎鼎大名曾經替日本皇后看病的莊姓老中醫師。她每一次都買美國Re-Vita公司的液態螺旋藻一大包，約30公斤，她的菲傭強壯有力，一手抱起30公斤的液態螺旋藻，與主人一起走回家，因此令Winco印象非常深刻。

　　一位先生每天「裸食」硒鍺鉻鋅液態海水螺旋藻 10公克的藻泥，一個月後，他太太發現他先生滿面紅光，每天精神飽滿；他太太也一樣每天「裸食」硒鍺鉻鋅液態海水螺旋藻 10公克的藻泥，一個半月後，他太太忽然發現她長期白色的指甲，怎麼變成粉紅色的指甲，他太太激動的對Winco說，她今年62歲，從小到現在，每天的指甲都是白

色（沒有血色），他先生問太太說：你是不是擦粉紅色指甲油？以上每天「裸食」硒鍺鉻鋅液態海水螺旋藻，促進血液的循環，打通到達人體終端的指甲，太太說她冬天都手腳冰冷，也終於意外的改善了，他們是養生的專家，當然非常的高興，太太稱讚以上「裸食」硒鍺鉻鋅液態海水螺旋藻為：綠色黃金甘露能量飲。

以上吃液態螺旋藻改善健康的3個見證，也證明了日本自然醫學會會長森下敬一寫的書：螺旋藻的驚人療效，書中說葉綠素具有造血，淨血功能，它的藥理作用就是促進造血，因此對治療貧血具有卓效。「綠血」轉為「紅血」的原理就是前面螺旋藻的解說，螺旋藻中的活性葉綠素a吃進人體變成血紅素，因為葉綠素a（含鎂離子）與血紅素（含鐵離子）的分子式相同，人類吃液態螺旋藻中的活性葉綠素a進入腸道後，鎂離子與鐵離子交換，就轉換成血紅素，因此貧血就改善了，血紅素輸送氧氣到全身的器官，哪裏缺氧，哪裏改善。而缺氧是萬病之源，難怪Winco以前吃美國Re-Vita公司的液態螺旋藻6年，聽過300多個見證，證明「分子矯正醫學」營養均衡不生病的理論沒有騙人。

以上的見證與《螺旋藻的驚人療效》書中精闢的解說，加深了Winco對研究液態螺旋藻的信心。大家若想對螺旋藻有進一步的瞭解，可以買《螺旋藻的驚人療效》這

一本書來看哦。《螺旋藻的驚人療效》這一本書是Winco健康事業的啟蒙書籍。

螺旋藻含有大量的膳食纖維及低熱量，使腸道蠕動加快，並增加飽足感，可以使食用者排便量增多，進食量卻減少，因而導致體重下降，輕鬆達到減肥的目標。

以上人類精美的「原生態食物」：硒鍺鉻鋅液態海水螺旋藻，就是「藥食同源」的食物，也就是食物藥Nutraceutical，Winco希望世界各國的螺旋藻農場能夠很快的生產出硒鍺鉻鋅液態海水螺旋藻，遍地開花生產出來，改善世界人的健康，那麼食物藥Nutraceutical的時代已經來臨。

有管理專家建議說，把「成藥」當醫生的處方藥賣，可以賣個好價錢，真的是個好主意；Winco說，醫療級食物不是「成藥」，就是日常的飲食，這是更高一級的好主意。

C-4 少吃藥物：吃藥四原則

1）能不吃藥就不吃藥。
2）能吃中藥解決的，就不要吃西藥。
3）能用營養素解決的，就不要用藥物。
4）能用天然食物解決的，就不要用藥物和營養素。

現在歐美對於現代的文明病流行「營養素療法」，因此，生物科技農業的超級天然食物營養素，也就是人類精美的「原生態食物」：硒鍺鉻鋅液態海水螺旋藻 Nutraceutical，就是最好的選擇。

C-5 新冠肺炎 COVID-19 與 硒鍺鉻鋅液態海水螺旋藻

2019年全世界爆發新冠肺炎COVID-19 流行，得病的人都是呼吸困難，血氧下降，嚴重的病人要插管治療；例如美國川普總統得病後，血氧濃度下降到93%，血氧濃度低於94%，世界衛生組織定義為「重症」。現在印度新冠肺炎COVID-19全國大流行，很多病人搶不到氧氣桶補助呼

吸而死亡。

有胸腔科醫生指出，病例常已經低血氧，卻無呼吸困難的感覺，因而延誤就醫，這種「快樂缺氧」Happy Hypoxia 現象，可能就是許多感染者居家時，突然發生心肌梗塞猝死的原因。因此建議若是高齡，或是有慢性病史的高風險族群，要添購血氧機，隨時監控血中含氧量，以利及時就醫。

以上情況，得病的人都是呼吸困難，血氧下降，要插管治療補充氧氣，氧氣是經過人體肺部的肺泡細胞，將空氣中的氧氣引渡給紅血球。因此若病人身體嚴重缺乏血紅素，即使「救命神器」高流量氧氣鼻導管全配系統(HFNC)可以補充到大量的氧氣，也不能經由血紅素吸收移轉到血液中來，導致身體缺氧而死亡。因此應該優先大量補充身體的血紅素，才有助於治療新冠肺炎COVID-19病人呼吸困難及缺氧的改善。那麼請問如何大量補充病人身體嚴重缺乏的血紅素呢？

現在打莫德納疫苗發現會有1/2000的人會發生心肌梗塞的副作用，美國已經發現有1350多人打疫苗後發生心肌梗塞，那麼有沒有辦法預防呢？

為什麼老年人比較容易得新冠肺炎COVID-19呢？最大

的原因就是長期在日常的飲食中，由於目前農業的盲點，不能夠攝取到充分的硒元素，因此免疫力下降，自然就容易發生如黑龍江省的克山病（各種心血管疾病），或江蘇省啟東縣的肝癌村，專家指出人體缺乏硒元素與40多種的疾病有關，因此若又碰到新冠肺炎COVID-19，有慢性病的老年人當然最有機會被感染上了。

以上3個問題，硒鍺鉻鋅液態海水螺旋藻Nutraceutical就是答案。它是超越了「分子矯正醫學」理論的食物，由以上的說明，它有3個補充人體氧氣的途徑，專家說「缺氧是萬病之源」，Winco請問大家，目前世界上有那一樣食物或那一樣中藥，西藥可以同時具備以上3個補充人體氧氣的功能？另外，打疫苗後發生心肌梗塞副作用的問題，其實就是因為病人身體長期嚴重缺乏硒元素的原因，請大家再參閱一下前面硒元素功能的解說，人體缺乏硒元素會發生克山病（各種心血管疾病）。因此，Winco 推理出硒鍺鉻鋅液態海水螺旋藻 將是新冠肺炎COVID-19 的食物藥Nutraceutical。Winco 以上的推理，當然最後一定要經過醫院做臨床試驗過程才可以定論的。

有醫生說，基本上強化自身免疫力，會比叫人去打RNA病毒有效多了。以上硒鍺鉻鋅液態海水螺旋藻Nutraceutical 正是強化自身免疫力的有效方法。

硒鍺鉻鋅液態海水螺旋藻每5公克的藻泥，零下18度冷凍，含有50微克的有機硒元素與50微克的有機鍺元素，身體有必要時，每天可以吃20公克的藻泥，攝取大劑量200微克的有機硒元素與200微克的有機鍺元素。

　　目前市場上的粉末螺旋藻或錠狀的螺旋藻，都經過高溫228度的噴霧乾燥處理，因此螺旋藻寶貴的營養素全部遭到破壞了，吃後沒有感覺，不會有好轉反應，這是第一代的淡水螺旋藻；硒鍺鉻鋅液態海水螺旋藻 藻泥就是第二代的螺旋藻，保留各種「活性營養素」，例如「活性葉綠素a」吃進人體變成「血紅素」，輸送氧氣到全身的器官，哪裏缺氧，哪裏改善，達到以上「食物藥」的效果。

C-6 和生命有關的 46 種必需營養素

	欠缺營養素	所產生的症狀
胺基酸	異白胺酸	擴張血管、提高肝功能,與毛髮生長、白髮、輔助神經有關
	白胺酸	生長發育、促進胃液分泌、提高肝功能、促進葡萄糖的代謝
	離胺酸	修護身體組織,與生長、貧血、骨龍、軟骨病有關
	甲硫胺酸	抗憂鬱症有神效,缺時無法排尿而浮腫,與鎮痛、記憶有關
	蘇胺酸	酵素合成,促進成長和預防脂肪肝、防貧血
	色胺酸	免疫系統、天然催眠劑、安定神經、鎮痛、延緩老化
	(結負)胺酸	內分泌、抗衰老、對成長及氮平衡有貢獻、皮膚乾燥、抗皮膚癌
亞麻油酸 (不飽和脂肪酸)		前列腺素的前驅物,影響性功能高血壓、血管硬化、老化、精神分裂、皮膚差、肝臟退化
維生素	Vit A	夜盲、易受細菌感染、嗅覺食慾喪失、皮膚乾燥、防皮膚癌、骨骼不全
	Vit Bl	腳氣病、神經炎、發育不全、心臟肥大、消化功能減低
	Vit B2	口角炎、舌炎、脂溢性皮膚炎、角膜炎、陰囊炎、眼疾
	菸鹼酸B3	癩皮病、舌炎、口發炎、失眠、下痢、精神異常、頭痛
	泛酸B5	消化機能差、脫毛、焦躁、失眠、皮膚炎、憂鬱
	Vit B6	癩皮病、貧血、嘔吐、頭痛、記憶衰退、消化差、結石
	Vit B9	貧血、口角炎、下痢、神經系統障礙

	VitB 12	惡性貧血、皮膚粗糙、舌炎、眼睛無神、新陳代謝差、脊髓神經變性
	VitB 15	促進葡萄糖吸收與代謝、抗氧化、提昇肝功能
	VitB 17	毛髮、動脈硬化、膽固醇代謝、有抗癌作用
	膽鹼	肝硬化、耳鳴、脂肪肝、膽結石、神經髓鞘炎
	葉酸	巨球型貧血、舌炎、消化和吸收不良、神經炎、生長遲緩
	Vit C	壞血症、皮下出血、貧血、血管脆弱
	Vit D	軟骨症、骨質疏鬆、齒質延緩生成、駝背
	Vit E	生長醇、性功能、肝心機能弱、肌肉萎縮、血管、紅血球、醣類代謝障礙
	Vit H	脫髮、肝功能、神經、骨髓
	Vit K	具有止血和維持骨骼健康的功能
多醣體P葡聚醣藻藍蛋白色素		防紫外線、強化免疫系統、抑制病毒複製、增加巨噬細胞活動防愛滋、皮膚癌、抗癌
礦物質及微量元素	鈉Na	調節體液、維持血壓恆定;缺乏時使血壓降低、肌無力、容易疲勞、憂鬱症
	鉀K	增加腦力及思考力、缺乏時容易肌肉麻痺、心臟血管疾病、氣喘
	鈣Ca	促進神經傳導、骨骼發育、缺乏時容易緊張發怒、神經痛
	鎂Mg	提供能量泉源、心血管循環正常、缺乏時急躁不安、體力衰退、心肌梗塞
	磷P	傳導訊息、供應能量、缺磷造成體能衰退及骨骼畸形、酵素活力下降
	氯Cl	調節體液、執行殺菌功能,缺乏時易脫髮
	鐵Fe	酵素catalase及血紅素Hb成分、活力於補血、去自由基與殺菌、缺時易怒記性差
	氟F	防止齲齒,及骨質疏鬆,缺時易關節炎、風濕痛

礦物質及微量元素	鋅Zn	酵素SOD成分、抗氧化、抗老化、降低高血壓及提高性機能缺時易得糖尿病、指甲脆、前列腺癌、蒙古症
	銅Cu	酵素SOD成分、抗氧化、強化血管、肌肉韌性、缺時易貧血、白內障
	硒Se	酵素GSH peroxidase成分、抗氧化及抗癌、抗紫外線、提高性機能，缺時易貧血、白內障、狹心症、畸形兒、癌症
	錳Mn	酵素SOD成分、抗氧化、提供能量泉源、改善肌肉無力症、缺時易不孕
	碘I	甲狀腺荷爾蒙組成、預防心肌梗塞、增強活力、缺時易躁鬱
	鉬Mo	提高智慧、防止貧血、缺時易氣喘、貧血、智能不足、食道癌
	鉻Cr	胰島素組成份、降低血糖及血壓、促進脂肪分解、用以減肥缺時易過動兒、視網膜病變
	鈷Co	維生素組成、抗惡性貧血及促進核酸合成、缺時易氣喘、腎臟病
	鎳Ni	催化細胞內生化代謝、尿素的分解、鐵的吸收、荷爾蒙分泌
	矽Si	強化肌肉骨骼、缺乏時結蹄組織及骨骼代謝異常、骨質疏鬆、牙齒鬆動
	錫Sn	預防禿髮、對聲音反應敏感
	釩V	提高壓力承受度、缺時易患心臟、血管疾病、降低對鈣吸收
	硼B	增加骨骼的張力、缺乏時會造成鈣的流失、骨骼、牙齒、發育不全
	鍺Ge	補充體內氧、去除自由基、抗癌、氧的運送與儲存、缺時易得癌症

C-7 瞑眩反應 / 好轉反應

有些人服用螺旋藻後，可能會產生下列的反應，古籍上稱為瞑眩反應或好轉反應，持續一些時日便會消失，不必擔心。好轉反應是痊癒的徵兆。

症狀	可能之反應現象
胃不好者	胃熾熱、胸口悶、食慾不振、嘔吐、腹瀉，
腸胃炎、消化不良者	腹瀉、漲氣、多屁。
腎臟病者	腎臟部位疼痛、臉部浮腫、手腳水腫、多尿、尿液顏色改變。
肝臟病、肝硬化、脂肪肝者	噁心想吐、口臭、暈眩、皮膚癢、皮膚出疹、口乾舌燥、疲倦、愛睡、大便中夾有血絲或血塊。
酸性體質者	睏倦、口乾舌燥、舌苔重、腸胃漲氣、多屁、尿有臭味。
糖尿病者	皮膚出疹發癢、尿液色濃起泡、倦怠、手腳浮腫、暫時性口渴。部分的人血糖有時候會升高，之後會慢慢下降，遂漸好轉。
高血壓者	頭重暈眩持續一至二星期。部份的人血壓有時候會升高，之後會慢慢下降，遂漸好轉。
肺功能不佳(氣喘)者	咳嗽、多痰、鼻涕黏液增多。（會多次輕微氣喘反應，好了會大量排出鼻水、鼻涕、痰液）
慢性支氣菅炎者	口乾、頭暈、咳嗽、多痰
貧血者	疲倦、身體無力、輕微流鼻血。
痔瘡者	大便時出血或有血絲。
心臟病者	心跳加快、呼吸急促或不順、情緒不穩，頭痛。
青春痘、濕疹者	初期會稍微增加，但幾天後就會消失。

體重增加者	1.對於瘦者，這是脂肪分解後，肌肉含量增加。 2.對於胖者，可能是腎臟排尿功能不佳，食用產品後，大量排尿，造成暫時性積水。 3.繼續食用螺旋藻，保持三餐正常，就可以維持標準體重。
體重沒有顯著下降者	若有甲狀腺（新陳代謝），腎臟（排水），肝臟（解毒）等 功能不好者，或吃過減肥藥（含瀉劑劑及人工化合利尿劑）， 傷害腎臟功能甚鉅，食用螺旋藻，正在整健功能，故初期減 肥效果並不顯著，（初期減少脂肪增加肌肉，故體重未見減少），只要耐心食用螺旋藻，體重自然會慢慢下降。
婦女病者	經期短暫混亂（或早或晚）、下體搔癢、經期大量出血或分泌增加，亦有人經血減少。
虛冷體質者	腹部移動性悶痛，暫時性下痢，或上半身虛冷。
燥熱體質者	愛睏，口乾舌燥，胸口悶悶，或內臟有灼熱感。
腦神經衰弱者	失眠，不但不能入睡，反而出現興奮現象。
皮膚過敏者	初期皮膚發癢加劇，幾天後即可減緩。
鼻竇炎者	鼻涕濃稠且量多
痛風、風濕、關節炎、尿酸過多者	患部更加疼痛，全身無力
白血球過少者	口乾、多夢、胃腸不適
氣血淤滯者	舊傷復發、胸口鬱悶。
頭痛者	頭痛加劇，噁心想吐。
青光眼、白內障、淚腺阻塞者	眼屎過多，流眼淚。
沒有顯著反應者	健康狀況良好，身體外表看起來很平靜，然而體內經過一番整建，已提昇免疫功能，可以跑步運動，將發現體力已增加。

如發生以上狀況，乃身體改善之反應，此狀況可能持續數天，敬請耐心。

　　千萬不要把身體的排毒反應當成中毒看待，也不要把身體的好轉反應當成生病處理，更不要放棄重建身體健康的機會。

　　Winco 非常感謝以前的專家，整理出了以上這麼詳細，珍貴的2張表格。

　　「好轉反應」是營養素療法特有的現象，表示營養素被身體吸收後的正常反應，不是吃心安的，吃後沒有感覺。要恭喜有好轉反應現象，這是痊癒的徵兆。在此舉出幾個好轉反應例子：

1）長期心臟病患者可能心跳加快，可能頭痛，可能頭非常痛的現象，會痛 2-3 天，嚴重的會痛 5-7 天，痛到受不了，不要誤以為中風了，這是身體慢慢改善的過程，要忍耐幾天哦，或可先改 2 天食用一次。

2）見過腎臟病者有臉部浮腫現象，因為補充營養素腎臟功能恢復正常後，將體內以前不能排除的累積過多水分一時不能完全排出體外，水分跑到臉部而浮腫現象，但是 2-3 天後水分完全排出體外，浮腫現象自然消失。

3）聽說癌症患者會痛得非常厲害，最後上天堂，而營養素療法的過程，好轉反應也非常激烈，約 7 天左右也是會痛得非常厲害而痛回來，最後活回來。

4）常聽說有甲狀腺疾病的人，不能吃海帶，但是甲狀腺疾病的人就是日常的飲食缺乏碘元素而引起，海帶含有豐富的碘元素，可能會引起非常嚴重的痛苦，其實這是好轉反應現象，因此誤認為不能吃海帶。

C-8 現代中藥的盲點

古代的中藥是上山採野藥，因為富含自然界天然的礦物質，因此古時候的中藥效果很好；但是現代的中藥有二大盲點：

1）中藥重複在原地大量不停的種植相同的藥材

土壤加化學肥料氮，磷，鉀3要素，更大的問題是農地重複在原地大量不停的種植相同的藥材，將當地土壤裡面特有的礦物質或微量元素吸收殆盡，土壤的礦物質補充除了氮，磷，鉀，年年還是氮，磷，鉀，這種中藥材外表看起來很漂亮，但是已經沒有當地特有的微量礦物質元素，因此怎麼能期盼這種中藥材還有百年前的相同藥效。

2）「藥中藥」（中藥中的農藥）慣行農法的問題

再大量使用農藥，以至於臺灣由中國進口的中藥材70%都是農藥超標，本來要吃中藥治病，變成吃到農藥害

身體，這就是所謂「藥中藥」的問題。

中草藥有一個特點就是複方，每一帖中藥都是10多種植物根部藥材的組合，再經過爐火的長時間熬煮，由3碗水濃縮到1碗水，萃取出有效的礦物質營養素來喝，這就是傳統的中藥模式；大家知道這是什麼原理嗎？

首先中藥材大部分都是植物的根部，這代表植物吸收各地的地底下特有礦物質，每一種藥材都因為大江南北產地的不同，有不同的礦物質或微量元素而具有特殊的藥效，而每一帖中藥都是10多種根部藥材的組合，代表這一帖中藥有地球上東，西，南，北地底下自然界的有機特有礦物質，人體容易吸收，人體藉由一帖中藥都是10多種根部藥材的組合，補充到自然界近百種的各種礦物質或微量元素，才能夠得到健康。但是由於現代中藥的以上2個盲點，現代的中藥當然不能有百年前中藥的藥效，因為它不可能可以補充到自然界近百種的各種礦物質或微量元素，因此造成現代中醫地位的下降，讓近代自然醫學的代表：中醫，一直擡不起頭來。

Winco農法5.0 所種植出來的農作物食物，因為採用含有自然界84種礦物質的喜馬拉雅山岩鹽稀釋4000倍當灌溉水，更加強人體需要的微量元素硒，鍺，鉻，鋅等，硒元素是冬蟲夏草的主要成分，鍺元素是人參的主要成分，因

此每天吃富硒富鍺富鉻富鋅的食物，是養生好方法。我們生病去看中醫，最好的中藥就是冬蟲夏草(含有硒元素)與人參（含有鍺元素），其實就是在補充人體需要的微量元素硒與鍺，但是冬蟲夏草與人參每公斤百萬元以上，每公克1000元，吃不起，怎麼辦？

由前文「超級食物營養素/醫療級食物/食物藥」理論產生的背景解說，請大家再回看一下在中國發生的3件大故事，與美國的2份報告就可以容易理解。就是由於我們現在居住的環境，土壤缺乏有益人體的各種微量元素硒鍺鉻鋅…等，長期下來，尤其是老年人，也就因為日常的飲食不能攝取到以上有益人體的各種微量元素而生病，因此人類發明了中藥，藉由吃中藥的複方中天南地北的10多種草藥，例如西藏的冬蟲夏草，四川的東歸或韓國的人參來補充人體需要的各種礦物質元素，以改善人類的健康，但是現代中藥有以上的2大盲點，例如，西藏的冬蟲夏草，四川的東歸或韓國的人參，每年都在相同的地點挖/種植了幾百年，當地特有的寶貴礦物質已經消耗光了，那麼這些中藥還有百年前的相同藥效嗎？因此現代的中藥不能攝取到人體需要的微量元素，怎麼辦？？

那麼每天吃「Winco農法5.0」所種植出來的富硒富鍺富鉻富鋅農作物食物是最佳的選擇，人類生病要吃中藥複方，以攝取自然界10多種根部的礦物質來改善健康，而在

以上的「超級食物營養素/醫療級食物/食物藥」這些自然界的礦物質全部都有了，等於你每天都好像住在長壽村一樣，每天都在吃西藏的冬蟲夏草，四川的東歸或韓國的人參一樣，簡單，便宜又方便。

C-9 現代中藥 與 46 種必需營養素 及 硒鍺鉻鋅液態海水螺旋藻

　　由以上分子矯正醫學理論的解說，人類生病的原因是：

　　1）體內缺氧。

　　2）營養不均衡，每天要由食物攝取人體需要的46種必需營養素，就可以營養均衡不生病。

　　（請參閱C-31分子矯正醫學理論的修正與實踐）

　　請大家參閱以上C-6缺乏46種必需營養素與相關疾病的關係表格，所謂必需營養素就是表示人體不能製造，必需由食物中每天同時攝取，若缺乏這46種必需營養素的任何一種，生命的鎖鏈就斷了而失去功能。由以上表格可知，人體若缺乏這46種必需營養素，將有約200多種的疾病發生，我們請中醫師將這些200種的疾病全部開出處方藥單來，任憑有幾百種的植物根部，其有效成分其實也就是這些自然界46種必需營養素的總和。但是每天要同時攝取46

種必需營養素，必需吃35種以上各種不同的食物，約20公斤，非常難辦到，因此現代人大部分都是營養素不足，處於亞健康狀態。美國史丹福大學營養學教授 齊國力 說：

1公克螺旋藻的營養素，等於1公斤各種蔬菜水果營養素的總和。

那麼再請大家參閱以上人類精美的「原生態食物」：硒鍺鉻鋅液態海水螺旋藻的解說，它就是超級食物營養素/醫療級食物/食物藥Nutraceutical，也是細胞所必需的營養，它是超越了「分子矯正醫學」理論的食物。

也請問現在有那一帖藥，它的功效可以超越硒鍺鉻鋅液態海水螺旋藻？這一帖藥有3個「補氧」的功能嗎？這一帖藥含有自然界84種的岩鹽礦物質嗎？它含有高含量的硒鍺鈣鉀鎂，鉻鋅鐵銅錳，鉬鈷碘 嗎？它含有8種必需氨基酸，18種天然維他命 嗎？它吃後可以增長端粒的長度，降低細胞年齡嗎？（請參閱C-20文章）。因此，硒鍺鉻鋅液態海水螺旋藻就是超級食物營養素/醫療級食物/食物藥Nutraceutical，或者叫做超級天然食物的綜合維他命及礦物質營養素。每天吃硒鍺鉻鋅液態海水螺旋藻 等富硒富鍺的食物，就好像每天在吃百年前的野生冬蟲夏草（含有硒元素），百年前的野生人參（含有鍺元素）一樣，但是現在的百年前野生冬蟲夏草與百年前的野生人參可是用錢買不

到的喔！

專家說：任何一種疾病，都是一個原因所引起的（萬病一因），而任何疾病可用相同的藥物治好（萬病一藥），以上醫療級食物/食物藥Nutraceutical：硒鍺鉻鋅液態海水螺旋藻 就達到「萬病一藥」的效果了。

中國政府現在力推醫學要達到「以營養食物取代藥物治療」，真是非常聰明，非常正確的政策啊！！假如中國政府醫學「以營養食物取代藥物治療」的政策在全國成功的實現了，那麼對相關醫學界的一系列生態，將有不可思議的結果，有請大家去推理想像！！那麼請小心：這個時代充滿無限的可能，跨領域創新，逆轉，我消滅你，與你無關 哦！！

C-10 現代醫療的缺失

日本淺井博士曾經於其著作中特別提到一段話，讓人印象深刻。內容如下：

我希望能在世界各地創立鍺醫院，幫助生病的人。很多人因為西方醫學而喪命，我仿佛可以聽見他們譴責現代

醫療的聲音。

淺井博士的理想，就讓 Winco 來替你完成吧！

前面提到Winco是鍺元素發展的第6個時期的創造者，代表物：硒鍺米，硒鍺茶，硒鍺螺旋藻，今後人類每天都可以吃到由淺井發明的有機鍺Ge-132當肥料所種植出來的超級食物營養素/醫療級食物/食物藥Nutraceutical，是人類養生的重大突破。因此 淺井博士的理想，創立鍺醫院，Winco 已經實現於無形了！

日本自然醫學博士森下敬一說：有現代醫學的地方沒有健康長壽；有健康長壽的地方，沒有現代醫學。這是森下敬一研究自然醫學，到訪世界各地的長壽村，而有上面這一句話的感慨。

Dr.Bruce Pomerant 對80年代西方國家醫生罷工與死亡率下降的調查指出：
死亡率的下降與醫生罷工日期的長短成正比。
1）例如在加拿大曼尼濤巴省的醫生罷工2周，死亡率下降為20%。
2）在不列顛哥倫比亞省的醫生罷工3周，死亡率下降為30%。
3）在以色列的醫生罷工85天，全國死亡率下降為

50%。

一位知名的退休醫生Dr.Alam Greenberg說：

作為一名退休的醫生，我可以誠實的說：

除非發生嚴重的意外事故，最好的長壽方法是盡量避免接觸醫生和醫院。除非你十分幸運，有自己的自然療法醫生，否則最好的方法是學習營養學，草藥和其它形式的天然藥物。幾乎所有的化學藥物都是有毒的，而且只是為了治療症狀，而不是治癒任何人。

看來淺井博士對西方醫學的憂心還是有道理。沒有想到以上2位日本醫學的前輩對現代醫學都有相同的感慨。「Winco農法5.0」種植出富硒富鍺富鉻富鋅的有機農作物，達到「日常飲食」與「食療」結合的自然醫學，將在世界各地的「連鎖農場」遍地開花，改善世界人的健康。

C-11 現代病的起因都是一樣的

醫學博士丹羽芳男說，現代病（慢性病）如高血壓，糖尿病，心臟病，癌症等的起因都相同。全部是因為氧氣與營養素的不足所引起。以高血壓來說明，與其他現代病均是共同發病的構造。知道這個原因，就知道預防與治療的方法了。以前的醫學，是將症狀即等於病的想法，

對症下藥。而不知道症狀就是結果，對結果如何的追求，也無法知道發病的原因。因此治病要研究的不是結果（症狀），而是要研究引起症狀的原因。若不能區別這種因果關係，處置就無法正確，所服用的藥物將無治療效果。例如不是因為高血壓而死亡，死因不是高血壓，正確的說法應是「高血壓症」就是一個症狀（狀態）。高血壓是為瞭解內臟各器官已到非常狀態的信號。很多人說「高血壓變成動脈硬化」，其實正好相反，應該是動脈硬化引起高血壓的症狀。因此高血壓不是疾病的原因，而是一種提醒身體危險的信號及結果。因此服用「血壓降下劑」後，血壓確實下降了，但是並沒有把真正引起高血壓的原因根除，讓代謝異常的身體繼續惡化下去。

非常感謝日本醫學博士丹羽芳男提出了對於引起現代病寶貴的看法，但是解決的辦法呢？他的解決的辦法就是給患者吃鍺元素加花粉，可以取得非常顯著的療效。以上任何一種疾病，都是一個原因所引起的（萬病一因），而任何疾病可用相同的藥物治好（萬病一藥），顯然上面提到的人類精美的「原生態食物」：硒鍺鉻鋅液態海水螺旋藻，應該是最好的選擇。

硒元素是一種多功能性的營養素，富硒的高價值功能性農業是中國未來農業的發展方向。因此中國提出農產品要走向營養化，功能化的目標，希望以營養食物取代藥物

治療。而「Winco農法5.0」的理論更超越中國一級，農作物不但含有硒元素，更含有鍺元素，硒元素非常屬害，鍺元素比硒元素更屬害，硒元素+鍺元素更加的屬害。如何的屬害？答案就在下一篇。

C-12 硒和鍺並用的超群效果

日本醫學博士山口武津雄在《硒的臨床》書上說：

他的一位腦瘤的病人，在癌症末期，蔓延到脊髓，已經回天乏術的狀態下，施以硒和鍺並用約一年後驚人的復原了，連身為醫生的我，也大吃一驚。

這也顯示了硒和鍺並用的超群效果，聽說它的治癒率接近百分之百。

因此，每天由食物攝取硒元素與鍺元素，例如硒鍺米，硒鍺米糠 或人類精美的「原生態食物」：硒鍺鉻鋅液態海水螺旋藻 ，是養生好方法。它們都是植物有機硒與植物有機鍺，還有植物有機鉻，植物有機鋅元素，再加液態海水螺旋藻，當然比日本醫學博士山口武津雄採用的無機硒，無機鍺更屬害。

前日有一位母親打電話告訴我們說，她帶2位小孩到操場運動，其中一位有吃硒鍺米糠，一位沒有吃硒鍺米糠，結果母親發現有吃硒鍺米糠的小孩，不會疲倦，精力旺盛，而沒有吃硒鍺米糠的小孩，則體力不支。這也是硒和鍺並用的超群效果吧。

C-13 自由基氧化與各種疾病

眼睛
黃斑退化病變、白內障、視網膜病變

多重器官
糖尿病、老化、慢性疲乏

血管
高血壓、動脈粥狀硬化

關節
類風濕、骨關節炎

肺
哮喘、慢性阻塞性肺病、過敏、癌症

自由基氧化因素

心臟
心臟病、高血壓、心肌梗塞

皮膚
皮膚老化、皮膚炎

腎臟
慢性腎臟病

免疫系統
紅斑性狼瘡、硬化症、自體免疫性疾病、癌症

大腦
老年痴呆症、偏頭痛、帕金森氏症、中風、腫瘤

由以上的說明，可以知道人體各種疾病的原因，全部都是自由基所引起，請大家參閱前面A-4硒元素與A-5鍺元素的功能解說，舉例人體發生的各種疾病，都因為硒元素與鍺元素的強大抗氧化能力而解決，就可以瞭解硒元素與鍺元素就是自由基的剋星。因此每天吃富硒富鍺的食物，由日常飲食補充硒元素與鍺元素，是養生好方法。

C-14 硒鍺先生也誕生了

　　Winco以前買雲南的普洱茶來喝，說明書說含有鍺元素，因此以前有藥茶之稱；在建國花市看到賣藏茶，說明書上說含有硒元素3ppm，以前也有藥茶之稱，也買來喝，Winco就普洱茶 + 藏茶一起喝，這樣就是這一杯茶含有鍺元素與硒元素了，因此Winco發想，如果有一天台灣的凍頂烏龍茶若也含硒含鍺，那是多麼美好的茶葉啊！結果心想事成，在Winco開發富硒富鍺有機米成功後，相同的肥料配方，富硒富鍺阿里山茶也就在達邦村開發成功了。這麼巧，現在看到以上日本醫學博士山口武津雄在《硒的臨床》書上說：硒和鍺並用的超群效果，聽說它的治癒率接近百分之百，這一句話啟發了Winco後面一系列富硒富鍺超級食物的誕生。同理，硒鍺先生也誕生了。

　　Winco在我的部落格Winwinwyse寫了2篇文章：A55

「愚笨與精明」，幸好Winco沒有那麼精明，充滿好奇心，勇於探索不同領域的知識，加上Winco有被騙的本錢，因此才有今天的硒鍺先生，將Winco工作50年的經驗心得報告，寫了這一本書，說故事給大家聽，也請大家多多指教。

本書就是在述說：硒鍺先生如何跨領域創新改善世界人健康的故事。

「硒鍺先生」是誰呢？「硒鍺先生」在Google的知名度不錯哦！

C-15 糖尿病的原因與症狀

醫學博士丹羽芳男指出了以下糖尿病的原因與症狀，問題是如何的解決？

糖尿病就是代謝異常的疾病。即身體的各個機能無法正常運作所引起的對身體有妨害的「信號」。人類的身體構造非常的精巧，稍稍的異常，就能自我調節，小毛病也可由人體的自然自癒力的作用來治療。但這是有限度的，較嚴重的疾病就無法承受，此時就會發出信號警告。卡路里不足時「肚子餓了」的信號就會發出。一樣的身體營養

素不足時，首先代謝異常的信號就會發出。

代謝異常信號最強的就是癌症，其次是高血壓，糖尿病。當這些疾病發生時，全部是代謝異常至少都已經有10年以上了。糖尿病若一直放置不理，就會變成糖尿病性昏睡，血管合併症而成潰爛，那部分的靜脈閉止以至於組織的壞死，大部分發生在身體的下部，非常痛苦，再嚴重的話，要切除下肢。也會引起眼睛的水晶體白濁，視網膜剝離，或視覺障礙，腎臟障礙，神經症等等毛病。

糖尿病的自覺症狀，第一個先覺得喉嚨乾涸，加上頻尿，食欲旺盛，尤其喜歡吃甜食。因為吃過多，最後會變胖。發生以上症狀的原因，會歸因於就是因為胰島素之分泌不足而引起全身代謝的障礙，因此對症療法就採取胰島素的注射。

這是治標的方法，真正要追求為什麼會胰島素之分泌不足而引起全身代謝的障礙的原因，才是根本的解決之道。其原因有以下5種：

1）胰臟的衰弱

胰臟的細胞是由不飽和脂肪酸構成，若遭受自由基的攻擊，變成過氧化脂肪酸，就不能正常的生產胰島素了。而要阻止過氧化脂肪酸的增加，最強而有力的就是鍺元素。硒元素也是哦。

2）腦下垂體的衰老

胰島素與其他荷爾蒙的分泌，是由腦下垂體所控制，因此腦下垂體若老化了，當然就不能正確的控制胰島素的分泌了。而腦下垂體老化的原因就是營養素的不足與受到自由基的攻擊引起脂肪的生鏽，更正確的說就是氧氣的不足。就是補氧啦，即不要使命令生產胰島素的機械發生故障。

3）蛋白質的不足

　　前面已經有說明胰島素是由16種的氨基酸加鋅元素共17種的營養素組成，因此若缺少任何一種氨基酸的原料，當然就不能合成胰島素了。

4）鋅元素的不足

　　當然缺少鋅元素，就不能合成胰島素了。

5）磷脂質的不足

　　磷脂質的不足，胰島素的生產能力就降低。

　　看了以上的5大胰島素生產不足的原因，其最佳的解決之道就是前面介紹的：硒鍺鉻鋅液態海水螺旋藻了，請參閱前面A-3 液態海水螺旋藻的解說，硒鍺鉻鋅這4樣礦物質營養素對胰島素個別都有非常大的抗氧化功能，再加上海水螺旋藻含有8種必需氨基酸，18種維他命，製造合成胰島素的原料有了，還有活性葉綠素a，吃進人體後變成血紅素，輸送氧氣到全身的器官補氧，哪裏缺氧，哪裏改善；鍺又是吃的氧，這就是以上第二點 腦下垂體的衰老 補氧的方法。這是真正的營養素療法，Winco希望硒鍺鉻鋅液態海水螺旋藻這種超級食物營養素可以在世界各地趕快量產成功上市，解救人類的健康。

C-16 氧氣佈滿於空氣中，為何在人體內 會引起缺乏？

　　醫學博士丹羽芳男又說，以往的醫學對於氧氣並沒有深切的關心，直至分子矯正醫學的理論興起，大家才開始重視。氧氣，不就是佈滿於這個空氣中嗎？人體怎麼會氧氣不足呢？氧氣對人體非常重要，腦細胞只要2分鐘缺氧，就會產生障礙，而且不可能恢復。氧氣的缺乏，會引起現代病，因此日本醫學權威野口英世博士說：缺氧是萬病之源。

　　癌症發生的原因是細胞的突然變異所引起，在氧氣及必需營養素缺乏下，用不足的營養素材料製作新的細胞，這種營養素材料不足的細胞，當然就不能依照正常的遺傳情報生產出正常的細胞，而變成任意的作用與增值，這種異常的細胞，就是癌細胞。人體其他的各種疾病，也是相同缺氧與缺乏營養素的原因。

　　總結人體缺氧的原因有二：
　　第一是不能順暢的攝入人體內。
　　第二是過度的消耗氧氣。
　　氧氣是經過人體肺部的肺泡細胞，將空氣中的氧氣引

渡給紅血球。而一個紅血球有4個鐵離子，每一個鐵離子可以吸收4個氧離子，等於一個紅血球可以運送16個氧離子，因此若身體缺乏鐵礦物質的原料，紅血球就製作不出來而貧血，那麼即使你拼命的深呼吸，或採用「救命神器」高流量氧氣鼻導管全配系統（HFNC）可以補充到大量的氧氣，也沒有足夠的紅血球來輸送氧氣到身體的各個器官，因此貧血是人體缺氧的最大原因，也正是萬病的原因。另外血液的品質也非常的重要，若是血液酸性化，那麼血液的粘度就高，血液的循環一定不好，這樣就不能快速的輸送氧氣到人體的各個器官，自然代謝就會異常而生病。血液的粘度高，就需要硒元素與鍺元素，抗氧化，還原被自由基氧化的紅血球的輸氧能力。

過度消耗氧氣的原因就是吃太多的食物，人吃下脂肪或碳水化合物，在體內分解產生能源，此時也會產生大量的氫離子，為了儘早排出氫離子，會與氧氣結合成為水分子以尿或汗的方式排出體外，因此必然要消耗掉大量的氧氣。但是此時若有鍺元素，因為鍺元素非常活性，會搶先與氫離子結合，排出體外，那麼體內的氧氣就沒有消耗掉，而保留下來，當然就不會缺氧而生病了。中藥的野生人參為什麼那麼貴還有人買來吃？因為天然野生人參含有鍺元素，病人吃後氧氣增加，體力好，精神也好，疾病就改善了。

現代人每天吃進很多的化學藥品或食品添加物，全部是對人體有害的物質，也必需經過肝臟的分解，成為無毒的物質，這種化學反應也必需消耗大量的氧氣。人體合成維他命之作用也需要氧氣。以上人體貧血缺氧，又要消耗大量的氧氣，因此為了健康，要如何大量的補充氧氣，以改善人類的健康呢？

這個時候就是鍺元素，硒元素與血紅素這3個主角要登場了，它們不就是硒鍺鉻鋅液態海水螺旋藻的3個「補氧」功能嗎？ Winco請問大家，目前世界上有哪一樣食物，哪一樣中藥或西藥同時具備以上的3個「補氧」功能？Winco希望這種超級食物營養素可以趕快大量上市，這是真正的「細胞營養素療法」，可以改善人類的健康。

C-17 我國成人警訊 每 2 人就有 1 人過重

以上是近日台灣報紙的新聞。

台灣美食難以抗拒，一口火鍋，一口冰涼的手搖飲是不少民眾秋冬時的餐桌風景，小心體重默默超標！國民健康署公佈我國成人過重與肥胖盛行率，2019年已經達到47.97%，亦即每2個成人就有一個有過胖的問題，創歷史新

高。過重與肥胖的定義為身體質量指數（BMI 體重/身高平方）大於或等於24。世界衛生組織指出，肥胖者發生心血管疾病，血脂異常，高血壓，糖尿病，及代謝症候群的風險明顯高於體重正常者。

研究也發現，肥胖者的免疫功能較差，得流感的機率與重症風險明顯較高；肥胖也是武漢肺炎（新冠病毒COVID-19）的危險因子，英國曾發表研究，武漢肺炎的重症患者中，超過70%體重過重。現在問題出來了，那麼怎麼辦呢？

「裸食」人類精美的「原生態食物」：硒鍺液態海水螺旋藻就是最好的解方，請參閱前文A-3-16減肥不必挨餓的解說。

C-18 健康瘦身 藏上兆美元新商機

在新冠肺炎蔓延下，全球健康意識擡頭。英國2020年7月開出第一槍，推出「全民減肥」計劃。墨西哥也馬上跟進，提案禁售垃圾食物給未成年人，掀起全球熱量革命。投信法人表示，近年肥胖人口急劇攀升，各種慢性病也找上門，「健康瘦身」因此成為當代新顯學，背後更帶來上

兆美元的龐大商機。

　　全球健康瘦身基金經理人表示，近30年全球生活水準提升，讓人類「吃太好，動太少」，造成近年肥胖人口急劇增加，預估2025年將達16億人，引發各種慢性病後遺症，例如糖尿病，心臟病，腎臟病等，患病機率都比正常人高出2至4成。世界肥胖聯盟（World Obesity Federation）預估到2025年治療費用將達1.2兆美元；飲食管理同樣會超越1兆美元。

　　因此如何成功的減肥？這是一個非常困難的任務；怎麼辦？

　　前面文章有關「裸食」硒鍺液態海水螺旋藻就是最好的解方，請參閱前文A-3-16螺旋藻減肥不必挨餓的解說及鍺元素可以與血管內的脂肪酸結合成酒精狀，排出體外，採用鍺元素減肥的好處就是不必減少食量，自然瘦下來。因此不得不稱讚硒鍺液態海水螺旋藻是典型的超級食物營養素/醫療級食物/食物藥Nutraceutical。

C-19 人為什麼活不到自然壽限？

　　世界衛生組織（WHO）發布「2018年世界衛生統計」顯示，全球人類的平均壽命是70.85歲。香港人的平均壽命84.76歲，排名世界第一，日本人的平均壽命是84.29歲，仍是世界第三最長壽的國家。

　　古時傳統文化認為，人的壽命應該是「上壽百二十，中壽百歲，下壽八十」，用這種觀點來說，人應該活到的最高壽限，實際上是120歲。

　　現代科技對人類自然年齡有三種推算，一種是用「自然係數」學說：生長期乘以壽命係數，是約125歲；另外是「細胞分裂」學說和「性成熟期」學說，兩者都認為人的正常壽限，應該是110歲到140歲之間。

　　《硒與癌症》作者增山吉成在書上說，如果我們想要更長壽，活到120或150歲，就必需找出一些方法來增強自己所具有的生命力及對疾病的抵抗力。

　　那麼要如何才能達到這個目標呢？以上又是只有知道提出問題，但是沒有同時提出答案：解決的辦法。Winco以上問題的答案就是：每天「裸食」人類精美的「原生態

食物」：硒鍺鉻鋅液態海水螺旋藻/「醫療級食物」/食物藥
Nutraceutical，是養生好方法。

C-20 食物藥 Nutraceutical 普及之日；人類壽命 120-150 歲之時

以下是 Winco/許瑞雄 的
青春活力指數/端粒指數 檢驗報告

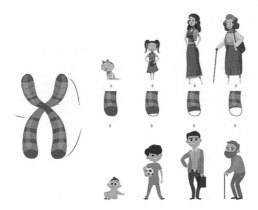

以上紅色部分就是人類細胞內染色體的4個端粒，嬰兒最長，小孩，成人，老人越來越短，最後就是上西天了。

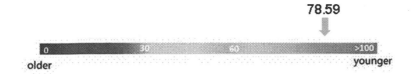

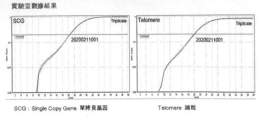

SCG : Single Copy Gene 單拷貝基因　　　　　Telomere 端粒

以下是 鄭明成先生 給不同檢測公司所作的

青春指數端粒檢測報告：

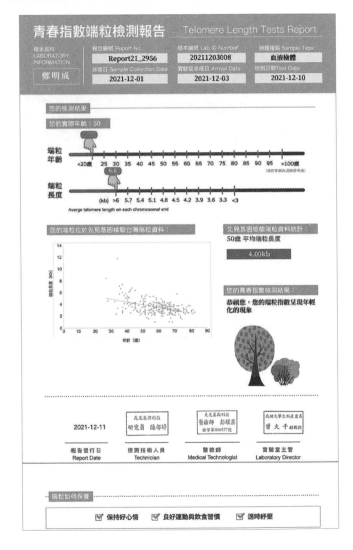

Winco每天吃富硒，富鍺，富鉻，富鋅的食物：有機米，米糠與高山茶，4個月後去長弓生化科技公司作：青春活力指數/端粒指數檢測，結果如上：78.59，細胞年齡=100-78.59=21.4歲；Winco前年73歲-21.4歲=細胞年齡年輕51歲；目標年齡=73歲+51歲=124歲；因此理論上，Winco可以活124歲，這就是Winco的人生目標。

鄭明成先生今年50歲，每天吃5公克的「硒鍺液態海水螺旋藻」藻泥，吃3個月後，去給另外一家檢測公司做以上「青春指數端粒長度檢測」，端粒長度：6.6Kb，端粒年齡20歲；50歲的端粒長度：4.0Kb，因此年輕30歲。

鄭先生經營健康業務多年有成，當然對於市場上的健康食品非常瞭解，當他聽到Winco對他說去年Winco吃硒鍺米，硒鍺米糠4個月後去作青春活力指數/端粒指數檢測，Winco的細胞年齡是21.4歲，如上面的檢測報告，鄭先生馬上對Winco說，他要連續吃「硒鍺液態海水螺旋藻」3個月，然後也要做青春活力指數/端粒指數檢測，檢測結果如上，端粒年齡20歲，鄭先生今年是50歲，年輕30歲，因此非常非常的高興。看到檢測報告下面的台灣端粒資料數據的比對，鄭先生端粒長度：6.6Kb在最前面，就是端粒年齡20歲，找不到人來比對了。

一位年輕的網路公司老闆，每天工作非常打拼，33

歲，他的青春活力指數/端粒指數檢測結果，細胞年齡80歲，因此每天攝取超級食物營養素非常重要，才不會賺錢養醫生哦！

　　Winco前日晚上在象山公園散步，忽然一位老太太靠近我，對著我的臉一直看，她說請問你今年多少歲？你的臉上非常光亮紅潤，沒有皺紋，眼睛二邊也沒有魚尾紋。我說我是36年次，今年75歲，她說她是48年次，Winco被一位陌生的老太太這麼一問，Winco一回家，趕快去照鏡子，Winco臉上皮膚還真的光亮紅潤，沒有皺紋，眼睛二邊也沒有魚尾紋，Winco非常吃驚，是什麼時候Winco的魚尾紋消失了？應該是最近Winco每天「裸食」硒鍺鉻鋅液態海水螺旋藻的原因，每天補硒補鍺，而硒元素，鍺元素都具有非常強的抗氧化能力，也同時可以每天有3個「補氧」的功能，因此才可以達到臉上光亮紅潤，眼睛二邊沒有魚尾紋的效果。我們常常看到電視上的化妝品廣告，就是在宣傳婦女臉上的皺紋可以蓋住看不到，但是洗臉後又看到皺紋了，因此「裸食」硒鍺鉻鋅液態海水螺旋藻就好像是吃的化妝品；人體臉上光亮紅潤，眼睛二邊沒有魚尾紋的效果，這不就是現在每一個現代人追求健康的目標嗎？Winco請大家瞭解臉上皮膚沒有皺紋的效果，表示你內臟的器官也會沒有皺紋，可以讓你的內臟器官正常運作，這才是真正的健康哦！例如大腦若沒有皺紋，那麼發生老人癡呆症的機會當然就少了啊！

Winco以前只要冬天一到，手腳冰冷，非常怕冷，沒有想到現在Winco每天「裸食」硒鍺鉻鋅液態海水螺旋藻後，魚尾紋消失了，同時現在的手掌心也變成粉紅色，溫溫的，不再冰冷了，表示現在Winco的氣血循環非常正常了，這是意外的收穫。

由以上人類染色體末端 端粒的長度可以知道，嬰兒最長，隨著年齡的增長，小孩，中年人，老年人，端粒的長度越來越短。依據以上青春活力指數/端粒指數 檢驗報告，只要人類每天吃到富硒，富鍺，富鉻，富鋅的食物，將非常有益於養生哦。以上的青春活力指數/端粒指數 檢驗報告還真的準確。

以上每天吃富硒富鍺食物的2篇青春活力指數/端粒指 數 檢驗報告，已經證明可以達到讓人年輕化的效果了，相信以後吃富硒富鍺食物的青春活力指數/端粒指數 檢驗報告 一定越來越多。現代人非常注重健康，平常喜歡吃各種補品養生，如何判定它們到底好不好呢？建議大家吃補品4個月後，去做以上青春活力指數/端粒指數 檢驗報告 就知道了。

以上不同檢驗公司的2份不可思議，實實在在 的青春活力指數/端粒指數 檢驗報告，可不是天方夜譚的故事喔，也是本書「顛覆時代」奇跡的證明。

根據衛福部統計，2021年截至9月，台灣百歲以上人口4721人，今年滿百歲者有1876人，全國最高齡是臺北市118歲的超級阿媽。

　　因此，硒鍺先生 說：

食物藥Nutraceutical普及之日；人類壽命120-150歲之時。

　　Winco喜歡說：含硒含鍺 吃百二，是有端粒指數 檢驗報告根據的哦！

　　大家健康長壽以後，建議大家要多活動，出來做社會公益，例如幫忙照顧小孩，或出來打工賺點外快，樂活一下；就是延後退休年齡，鼓勵高齡著再就業，美國甚至無退休年齡。主要意思就是雖然高齡了，但是盡量不要造成社會的負擔。證明高齡者還是社會有用之才。

　　人類要健康長壽除了以上的超級食物外，每天早睡早起，充足的睡眠，曬曬陽光，赤腳踏地走路，由大地吸收人體的電磁波也非常重要喔！

　　Winco在此特別聲明，以上這一段的文字說明，只是單純的想要證明富硒富鍺的食物及硒鍺海水螺旋藻有益於人體健康的改善而已，Winco希望富硒富鍺的食物能夠引起世界各國農業專家的重視，很快的世界可以普及化，改善世界人的健康。

C-21 公共食堂的來臨

前文說，醫療級食物/食物藥Nutraceutical普及之日；人類壽命120-150歲之時。那麼現在政府的退保基金不知道要倒閉幾次？因此Winco推理出，那時政府將推出公共食堂的政策，退休金就發到90歲，凡是超過90歲的退休人員，就請大家每天到公共食堂吃飯吧！反正退保基金沒有錢發了，開公共食堂給大家吃飯，一定沒有問題的。

C-22 自然醫學 與 主流醫學 共同的地基 更換了

Winco發表「Winco 農法5.0」，推理出：跨領域之創新農業——醫療級食物/食物藥Nutraceutical的時代已經來臨，以後大家都可以由日常飲食攝取沒有農藥的有機富硒，富鍺，富鉻，富鋅等 超級食物營養素/醫療級食物/食物藥Nutraceutical，達到分子矯正醫學理論的理想：營養均衡不生病。

醫療級食物/食物藥Nutraceutical普及之日，人類壽命120-150 歲之時。

由於目前農業的盲點，大家天天都在吃農藥與缺乏礦物質的農作物食物，雖然大家每天吃飽飽的，但是大家仍然都營養素不足，幾乎人人都亞健康現象，在這個「共同的地基」上，建立起「自然醫學」與目前的「主流醫學」；自然醫學主張由食物攝取天然營養素，以提高人體的「自癒能力」，主流醫學則採取「對症療法」，以開發各種抑制劑藥物來抑制疾病；但是儘管自然醫學的理論正確，因為現在的食物營養素不足，不能達到提高人體的「自癒能力」，也就不能實現自然醫學的理論，因此自然醫學的地位自然就「低低在下」；而主流醫學的對症療法，也因為大家每天吃的食物有農藥，又缺乏礦物質營養素，因而身體毛病百出，造就了主流醫學的對症療法，現在的病人越來越多，醫院越開越大，生意鼎盛，自然就「高高在上」；也因為現在人類吃的食物長期缺乏礦物質營養素，造成細胞的「基因突變」，以至於現在各種慢性病，癌症腫瘤流行，讓各類的專家與藥廠每天忙於開發各種抑制劑藥物。

　　現在由於「Winco農法5.0」地球村「連鎖農場」超級食物營養素/醫療級食物/食物藥Nutraceutical 的時代已經來臨，自然醫學與主流醫學的「共同地基」更換了，大家可以不用再天天吃農藥與缺乏礦物質的農作物食物了，取而代之的是人類日常的飲食，天天可以吃到 超級食物營養素/醫療級食物/食物藥Nutraceutical，人體的「自癒能力」提

高了，達到「分子矯正醫學」的理想，大家都營養均衡少生病，因此現在的「病人越來越多」，將「逆轉」為「病人越來越少」，自然醫學的「自癒能力」理論與主流醫學「對症療法」的地位將「逆轉」。「病人越來越多」將「逆轉」為「病人越來越少」，將是多麼美好的世界啊！自然醫學 出頭天的時代到了。

上面大趨勢說：跨領域創新之時代已經來臨。這個世界充滿無限的可能，跨領域創新，「逆轉」，我消滅你 與你無關 哦。

C-23 新冠肺炎 口服藥 與 食物藥（營養製劑 Nutraceutical）

美國政府為了徹底控制疫情，投入32億美金鼓勵加速研發口服抗冠新藥，默克藥廠的MK-4482，輝瑞的PF-07321332都已經進入第三期臨床試驗，這些「蛋白水解酶抑制劑」，現在已經通過緊急授權而上市。

「蛋白水解酶抑制劑」就是傳統西醫的藥，各種的疾病有各種的抑制劑，就是對症療法。而西醫的對立面就是自然醫學，主張由攝取天然的食物，或各種中藥材來增進

人體的免疫力。那麼 超越「分子矯正醫學」理論的食物：

硒鍺鉻鋅液態海水螺旋藻，它的特點：「萬病一藥」的食物

1）細胞每天有 3 個「補氧」方式：

（1）含有活性葉綠素a吃進人體變成血紅素

（2）又含有吃的氧：有機鍺元素

（3）硒元素，抗氧化，可以還原被自由基氧化的紅血球，恢復輸氧能力

2）也能夠補充以上 46 種必需營養素：

（8種必需氨基酸 + 18種天然維他命 + 84種的岩鹽礦物質）

3）沒有副作用。

以上人類精美的「原生態食物」：硒鍺鉻鋅液態海水螺旋藻，就是超級食物營養素/醫療級食物/食物藥，也是細胞所必需的營養，它是超越了「分子矯正醫學」理論的食物（營養製劑Nutraceutical）。

也請大家參閱前文：

A-4-13 世界病毒感染流行地區，也是當地土壤缺乏硒元素地區。但是湖北省恩施縣土壤富含硒元素，被世界研究微量元素的專家譽為「硒都」，恩施縣的人，每 10 萬人才 6 人染新冠肺炎 COVID-19，超低的染疫率，而其他缺乏硒元素地區的染疫人數多 20 倍，因此人體每天由

日常飲食攝取富硒富鍺的食物，是養生好方法。

C-5 文章說新冠肺炎 COVID-19 流行，得病的人都是呼吸困難，血氧下降，嚴重的病人要插管治療；因此得病的人要如何快速的補充氧氣呢？以上的營養製劑 Nutraceutical：硒鍺鉻鋅液態海水螺旋藻有 3 個「補氧」方式，就是最好的超級食物了。

A-5-13 鍺 Ge 的功能解說提到了董宇紅博士，這位歐洲病毒學及傳染病專家說，在英國有專家做實驗：在 36 個健康的人的鼻孔中，同時接種新冠肺炎 COVID-19 病毒，結果有 17 個人沒有感染病毒，這說明了 17 個沒有感染病毒的人，他們天然免疫系統強，可以分泌足夠的干擾素，不易得新冠肺炎，也不容易得重症。日本醫學博士丹羽芳男說得好：鍺元素就是會產生濾過性病原體抑制因子感應電流的作用，也就是夢的抗癌劑—干擾素；以上 2 位專家都提到「干擾素」的好處，那麼請問「干擾素」哪裏來？？以上營養製劑 Nutraceutical：硒鍺鉻鋅液態海水螺旋藻就是最好的來源了。

　　因此，Winco推理出，顯然治療新冠肺炎的藥有2種選擇：

1）口服藥：蛋白水解酶抑制劑。

2）食物藥 / 營養製劑 Nutraceutical：硒鍺鉻鋅液態海水螺

旋藻。

而以上的營養製劑Nutraceutical：硒鍺鉻鋅液態海水螺旋藻，它的特點：「萬病一藥」的食物

1）細胞每天有3個「補氧」方式。

2）鍺元素可以分泌干擾素，抑制病毒。

3）也能夠補充以上46種必需營養素。

（8種必需氨基酸 ＋ 18種天然維他命 ＋ 84種的岩鹽礦物質）

4）沒有副作用。

因此對於改善呼吸循環與提高人體的免疫力，抑制新冠肺炎，一定有超群的效果，當然最後也要經過臨床試驗，才能夠取信大家。

2022年6月21日自由時報報導：病毒侵犯血管 確診童指甲全變白。

臺中市6歲男童6月初確診新冠肺炎，2天後指甲逐漸變白，5天後雙手雙腳指甲全部變白，家長嚇一大跳。中國醫藥大學附設醫院感染中心副院長黃高彬指出，這是患者感染新冠肺炎後，因病毒侵犯血管，造成血液循環差，以及染疫後免疫反應導致微細血管出現血栓，與中重症或長新冠無關。

請大家參閱C-3食物既是醫藥=食物藥Nutraceutical 的解說，一位太太每天「裸食」硒鍺鉻鋅液態海水螺旋藻 10 公克的藻泥，一個半月後，這位太太忽然發現她長期白色的指甲，怎麼變成粉紅色的指甲，這位太太激動的對Winco說，她今年62歲，從小到現在，每天的指甲都是白色（沒有血色），他先生問太太說：你是不是擦粉紅色指甲油？以上每天「裸食」硒鍺鉻鋅液態海水螺旋藻，促進血液的循環，打通到達人體終端的指甲，太太說她冬天都手腳冰冷，也終於意外的改善了。

由以上的見證，「萬病一藥」的營養製劑Nutraceutical：硒鍺鉻鋅液態海水螺旋藻 應該是對付新冠肺炎最好的選擇。Winco相信這個流行病將因為以上營養製劑Nutraceutical的出現，應該很快可以解決的。

C-24 FDA 與 硒鍺鉻鋅液態海水螺旋藻

前面C-5，C-23談到 食物藥：硒鍺鉻鋅液態海水螺旋藻將是對付新冠肺炎COVID-19的有效方法。我想很多人看到「食物藥」這個名詞，一定不認同，認為是在胡說八道。其實「食物藥」這個名詞是依據近代醫學之父希波克拉底的名言：把你的食物當成你的藥，如此，你的藥就是每日的飲食；Let your food be your medicine,and your medicine be your food. 又說 食物既是醫藥，Food is Medicine。依據生物科技農業的理論與技術，可以達到「食物既是醫藥」=食物藥 Food Medicine的理想。「食物藥」是通俗的說法，醫學上的說法就是「營養製劑」Nutraceutical，這是一種介於藥物與食品等級之間的製劑或是超級食物營養素或叫做營養醫學。

硒鍺鉻鋅液態海水螺旋藻被譽為人類精美的原生態食物，以「裸食」的方式食用，它的功能是超越了分子矯正醫學理論的食物，達到「藥食同源」，「食物既是醫藥」=食物藥 Food Medicine的理想。但是「食物藥」/硒鍺鉻鋅液態海水螺旋藻若沒有經過美國FDA的醫藥認證，一定不能獲得目前主流醫學的認可。

因此Winco認為在硒鍺鉻鋅液態海水螺旋藻沒有經過美國FDA的醫藥認證以前，只能稱為超級食物營養素，以後一定要花百萬美金去美國申請FDA的醫藥認證。但是食物藥Nutraceutical：硒鍺鉻鋅液態海水螺旋藻的食療範圍太廣了，Winco以前吃美國Re-Vita公司的液態螺旋藻，6年聽過300多個見證（沒有聽到的見證更多），這已經是達到「萬病一藥」的效果了，但是沒有公信力，因此Winco選了以下10樣疾病，未來可以向FDA申請臨床實驗醫藥認證，以符合現代醫學講究的是實證醫學（Evidence-based Medicine）。

C- 24-1 高血壓

前面已經介紹過我母親非常肥胖，吃高血壓的藥由30歲吃到80歲，沒有一天中斷，沒有想到吃Winco買給她美國Re-Vita公司的液態螺旋藻6個月後，竟然血壓由160-170降到140，頭不痛了，就不吃藥，這個事實讓Winco非常震撼，因為Winco只知道高血壓與糖尿病的藥是要吃到死的藥，從來沒有聽過高血壓吃健康食物就可以恢復正常而停藥。

硒鍺鉻鋅液態海水螺旋藻的營養素成分當然比早期沒有硒元素，沒有鍺元素的美國Re-Vita公司的液態淡水螺旋藻更好。每5公克的硒鍺鉻鋅液態海水螺旋藻 藻泥，含有50微克的有機硒元素與50微克的有機鍺元素等，零下18度冷凍，以「裸食」的方式，泡在冷水或40度的溫開水中，變成綠色的 螺旋藻汁 喝，或與溫豆漿或牛奶一起喝。

至於液態淡水螺旋藻 藻泥 是什麼原理可以降低血壓，Winco不能解釋，大概就是它是符合分子矯正醫學理論的食物，達到「營養製劑」Nutraceutical 的功能吧！

因此Winco認為每天「裸食」硒鍺鉻鋅液態海水螺旋藻藻泥10公克，攝取100微克有機硒，100微克有機鍺，高血壓4個月到6個月內應該可以看到改善不吃藥。就由美國FDA來認證吧。

C- 24-2 心率不整

請大家參閱前面消費者食用富硒富鍺產品的第二個見證：

三星鄉鄧太太心率不整，心跳每分鐘30多下，時常暈倒，在吃硒鍺米補充到硒元素後6個月，心跳變60多下，鄧太太非常高興，藥吃10多年一直吃不好，沒有想到吃硒鍺米，攝取到硒元素後心率不整就正常了。其實鄧太太心率不整的毛病就是前面介紹黑龍江省克山病（各種心血管疾病）的相同例子。

Winco認為吃硒鍺鉻鋅液態海水螺旋藻，它的硒元素，鍺元素含量比硒鍺米更高，營養素也比硒鍺米好太多，因此每天「裸食」硒鍺鉻鋅液態海水螺旋藻5公克藻泥，攝取50微克有機硒，50微克有機鍺，3天到1星期，心率不整應該可以看到改善不吃藥。就由美國FDA來認證吧。

C- 24-3 頻尿

三星鄉鄧先生頻尿，晚上每1-2小時起來小便一次，攝腹腺指數10點多，正常指數要4以下，醫生建議要開刀治療，他不要開刀；吃硒鍺米每天補充硒元素，鍺元素，6個月後，攝腹腺指數變3點多，不要開刀手術了。

Winco前日右胸肌肉拉傷，胸部痛到天亮，結果早上竟然幾乎尿不出來，我對太太說我要吃硒鍺鉻鋅液態海水螺旋藻，趕快補充硒元素看看，結果太太聽我這麼說，就把她要吃的份也讓給我吃，我當天早上吃了10公克的藻泥後，就去上班了，一個半小時後到達農場，上廁所尿尿，恢復正常了。書上說，男人的硒元素有40%在生殖器官，大概是我胸痛一整晚，身體消耗了大量的硒元素，導致生殖器官缺乏足夠的硒元素而尿不出來吧，沒有想到在吃了以上10公克的硒鍺藻泥後，生殖器官能過在一個半小時內就攝取到硒元素而恢復正常功能，尿尿順了。Winco沒有想到藻泥態的原生態食物中的活性營養素，人體的吸收效率是這麼快速。

Winco認為每天「裸食」硒鍺鉻鋅液態海水螺旋藻5公克藻泥，攝取50微克有機硒，50微克有機鍺，2天到1星期，頻尿應該可以看到改善不吃藥，有朋友吃硒鍺米糠後，第2天頻尿就改善了。就由美國FDA來認證吧。

C-24-4 乾眼症

前面三星鄉鄧太太心率不整在吃硒鍺米補充到硒元素後改善了，因此Winco問她說，你的眼睛是不是也不好？她說你怎麼知道。Winco因為知道鄧太太心率不整的原因就是身體缺乏硒元素而引起，因此推理出她的眼睛也一定

不好。

前面A-4-8硒 與 眼睛的關係有非常詳細的解說，再請大家參閱一下。

Winco認為每天「裸食」硒鍺鉻鋅液態海水螺旋藻5公克藻泥，攝取50微克有機硒，50微克有機鍺，1星期到1個月，乾眼症應該可以看到改善不吃藥。就由美國FDA來認證吧。

C- 24-5 臉上青春痘

以前在吃美國Re-Vita公司的液態螺旋藻時，就看到很多臉上青春痘改善的見證，我的一個替我修理電腦的朋友，大學剛畢業年紀輕輕的，就是麻花臉，非常困擾，因此Winco也就建議他吃美國Re-Vita公司的液態螺旋藻，沒有想到第3天臉上青春痘大爆發，嚇得不敢吃，Winco對他說，這大概就是好轉反應後的排毒現象，一個月後，臉部恢復年輕人光滑的皮膚。這個見證，讓Winco非常的驚奇，也加深了Winco對液態螺旋藻的興趣，與後來對液態螺旋藻持續的研究。

Winco認為每天「裸食」硒鍺鉻鋅液態海水螺旋藻5公克藻泥，攝取50微克有機硒，50微克有機鍺，1到2個月，青春痘應該可以看到改善不吃藥。就由美國FDA來認證吧。

C- 24-6 便秘

葉綠素能使腸壁的運動性復活，對消除便秘具有卓效。為了預防與治癒慢性病，將血液污染的最大因子：便秘，加以消除，葉綠素是不可或缺的條件。便秘是百病之源，有癌症的人，大部分都有便秘的毛病。近日電視上報導說：全臺灣現在有超過525萬人便秘，每一年吃4.6億顆便秘藥。

Winco前日下午5點忍不住先「裸食」2顆5公克的硒鍺鉻鋅液態海水螺旋藻 藻泥，共10公克，晚上10點跑廁所，排出比平時多2倍的量，要沖第二次水才能沖掉，因此螺旋藻中的葉綠素對消除便秘具有卓效。但是到底是不是真的，就由美國FDA來認證吧。

C- 24-7 減肥

前面文章介紹： 我國成人警訊 每2人就有1人過重。

肥胖也是新冠病毒COVID-19的危險因子，英國曾發表研究，新冠肺炎的重症患者中，超過70%體重過重。

硒鍺液態海水螺旋藻就是最好的解方，請參閱前文A-3-16螺旋藻減肥不必挨餓的解說及鍺元素可以與血管內的脂肪酸結合成酒精狀，排出體外，採用鍺元素減肥的好

處就是不必減少食量，自然瘦下來。前面第17個見證，顏先生112公斤，每天吃硒鍺米糠，每天攝取鍺元素，2個半月後體重102公斤，共減肥10公斤，血壓也降下來了，非常高興。

建議每天「裸食」硒鍺液態海水螺旋藻10公克藻泥，攝取100微克有機硒，100微克有機鍺，每餐可以吃少一點，因為肚子不會餓，應該1到2個月，可以看到減肥的效果，就由美國FDA來認證吧。

C- 24-8 貧血

前面介紹林太太吃美國Re-Vita公司的液態螺旋藻改善貧血的見證，也證明了日本自然醫學會會長森下敬一寫的書：螺旋藻的驚人療效 ，書中說葉綠素具有造血，淨血功能，它的藥理作用就是促進造血，因此對治療貧血具有卓效。「綠血」轉為「紅血」的原理就是前面螺旋藻的解說，螺旋藻中的活性葉綠素a吃進人體變成血紅素，以上森下敬一 在書中的解說，到底對不對？

建議每天「裸食」硒鍺液態海水螺旋藻10公克藻泥，攝取100微克有機硒，100微克有機鍺，應該1到2個月，可以看到改善貧血的效果，就由美國FDA來認證吧。

C-24-9 肝癌

這個要由前面江蘇省啟東縣的肝癌村故事談起，最後專家以硒元素混合鹽巴，叫做硒鹽給當地的人吃，每天補充硒元素，2年後肝癌發生率降低50%以下。另外請大家再參閱前面美國的癌症分佈圖與土壤含硒比率的分佈圖，居住在土壤含硒高的地區，癌症的比率低；而居住在土壤含硒低的地區，癌症的比率高。

以前看到一位住在土城的太太，她鼻咽癌已經到末期，醫生說還有1個月的機會，因此她就大量的吃Re-Vita公司的液態螺旋藻（沒有硒元素，鍺元素），1天18條，剛開始好轉反應非常劇烈，頭痛得非常厲害，要去撞墻，聽說人綁在床上，哎叫了7天後，頭不痛了，6個月後，居然癌症好了，自己本人出來講見證，實在不可思議。這個事實，也深深的影響Winco對液態螺旋藻的興趣。

日本醫學博士山口武津雄在「硒的臨床」書上說：他的一位腦瘤的病人，在癌症末期，蔓延到脊髓，已經回天乏術的狀態下，施以硒和鍺並用（沒有螺旋藻）約一年後驚人的復原了，連身為醫生的我，也大吃一驚。硒和鍺並用的超群效果，聽說它的治癒率接近百分之百。

因此每天「裸食」硒鍺鉻鋅液態海水螺旋藻20公克藻

泥，每天攝取200微克有機硒元素與200微克有機鍺元素，4到6個月應該可以看到肝癌改善的效果。就由美國FDA來認證吧。

C-24-10 新冠肺炎 COVID-19

請大家參閱C-23新冠肺炎口服藥 與食物藥（營養製劑Nutraceutical），Winco推理出，顯然治療新冠肺炎的藥有2種選擇：

1）口服藥：蛋白水解酶抑制劑。

2）食物藥/營養製劑Nutraceutical：硒鍺鉻鋅液態海水螺旋藻。

Winco建議由醫院找20位新冠肺炎COVID-19患者，分2組做盲測：

A組：10位患者服用口服藥。

B組：10位患者服用食物藥（營養製劑 Nutraceutical）。

早晚各10公克硒鍺鉻鋅液態海水螺旋藻 藻泥，每天每位服用20公克藻泥。

以上20位新冠肺炎COVID-19患者做盲測，5天後，公佈盲測結果。

**Winco特別說明，以上FDA的臨床實驗認證要花費非常多的錢，Winco現在做不到，是未來進行式。因此以上富硒富鍺的食物在沒有得到FDA的認證以前，只能稱為「超級食物營養素」，一定不可以叫做「醫療級食物」或「食物藥」，否則是違法的。而本書說：醫療級食物/食物藥Nutraceutical的時代已經來臨，只是純理論上的推理，預言未來的發展趨勢，當然以後一定要經過FDA臨床實驗認證才算數，那麼「萬病一藥」的效果也得到認證了。

以上硒鍺鉻鋅液態海水螺旋藻，是超越分子矯正醫學理論的食物，現在要去美國FDA申請10個醫藥認證，證明硒鍺鉻鋅液態海水螺旋藻就是食物藥/營養製劑 Nutraceutical。各位可以知道，若是你每天「裸食」硒鍺液態海水螺旋藻10公克藻泥，攝取100微克有機硒，100微克有機鍺 減肥，其實你若有以上其他的疾病，也同時一併改善哦！

請大家參閱：

A-5-14 鍺與各種現代病，說明了鍺加花粉的配方，可以治癒書上舉例的 20 多種疾病，已經達到「萬病一藥」的效果。

C-12 日本醫學博士山口武津雄在「硒的臨床」書上說：硒和鍺並用的超群效果，聽說它的治癒率接近百分之百。這不就是「萬病一藥」的說明。

C-13 自由基氧化與各種疾病，硒元素與鍺元素的強大抗氧化能力，就是自由基的剋星。這也是「萬病一藥」的說明。

以上3點的解說，全部是醫療級食物/食物藥Nutraceutical：硒鍺鉻鋅液態海水螺旋藻 的特點，現在要去美國FDA申請10個醫藥認證，在完成FDA的醫藥認證後，就證明達到「萬病一藥」的效果了，也同時實現了分子矯正醫學：營養均衡不生病的理論就是「萬病一藥」的理論。中醫很早前就主張食療食補的觀念，所謂「藥食同源」，也一併得到證實。

日本醫學博士鶴田光敏在「自由基導致老化與癌症」書上說：為了搶救早產兒的性命，而投以高濃度的氧氣，導致嬰兒的眼睛發生障礙。另外，在肺尚未至成熟階段，持續利用機械將氧氣送到肺時會使肺臟受損造成嚴重的疾病。此時，醫療級食物/食物藥Nutraceutical：硒鍺鉻鋅液態海水螺旋藻應該是最好的選擇，因為它有3個補氧的方法。他又說：gamma亞麻油酸(GLA)是腦及神經系統細胞的成長所必要的，可以使人變聰明，這一點是毋庸置疑的。而gamma亞麻油酸（母乳中成分）不就是醫療級食物/食物藥Nutraceutical：硒鍺鉻鋅液態海水螺旋藻的成分嗎？以上補氧又補腦，也補聰明，真是神奇的食物藥Nutraceutical。

2022/9/26自由時報報導：新生兒死亡率高於日韓。台灣新生兒科醫學會理事長林鴻志指出，有資料顯示周產期呼吸疾患75%以上是極低出生體重早產兒，台灣醫學中心

照護存活率85%-90%。以上食物藥Nutraceutical應該有助於提高新生兒的存活率。

中國知名的中醫師屠呦呦，帶領科研組創製了新型抗瘧藥——青蒿素，作為治療瘧疾的一線藥物，挽救了無數的生命，為中藥爭一口氣。現在Winco也創製成功「萬病一藥」的 醫療級食物/食物藥Nutraceutical：硒鍺鉻鋅液態海水螺旋藻，將改善世界人的健康，也為自然醫學爭一口氣，自然醫學 出頭天的時代到了。

C-26 分子矯正醫學理論 與 食物藥（營養製劑 Nutraceutical）的證實

近代醫學之父希波克拉底的名言：食物既是醫藥，Food is Medicine。依據生物科技農業的理論與技術，可以達到「食物既是醫藥」=食物藥Food Medicine= 營養製劑 Nutraceutical。

以上分子矯正醫學營養均衡不生病的理論與近代醫學之父希波克拉底的名言：食物既是醫藥是自然醫學的理論根據，但是主流醫學對以上的觀點，是不太會認同的，因為目前的食物很難實現它的理論，除非分子矯正醫學理論

與近代醫學之父希波克拉底的名言能夠獲得美國FDA的認證。現在看到以上硒鍺鉻鋅液態海水螺旋藻（營養製劑Nutraceutical）要去美國FDA做10個醫藥的認證，就是分子矯正醫學理論與近代醫學之父希波克拉底的名言的證實。這將是分子矯正醫學理論發表60多年後與近代醫學之父希波克拉底（西元前460-359）的名言發表後第一次得到科學的認證，不只是嘴巴說說而已。

C-27 研究細胞的營養是新的醫學

前文醫學博士丹羽芳男說，癌症發生的原因是細胞的突然變異所引起，在氧氣及必需營養素缺乏下，用不足的營養素材料製作新的細胞，這種營養素材料不足的細胞，當然就不能依照正常的遺傳情報生產出正常的細胞，而變成任意的作用與增殖，這種異常的細胞，就是癌細胞。人體其他的各種疾病，也是相同缺氧與缺乏營養素的2大原因。以上也正是分子矯正醫學的理論。

現代癌症與各種慢性病流行，每天困擾現代人，老年人每天到醫院拿藥，至少拿3-4種疾病的藥，高血壓與糖尿病的藥是要吃到死的藥，沒有人提出懷疑，因為多年來醫院都是給大家這樣吃藥，成為習慣的療法，其實老人的疾

病特別多，也就是證明長期的日常飲食缺乏氧氣及必需營養素下，用不足的營養素材料製作新的細胞，這種營養素材料不足的細胞，當然就不能依照正常的遺傳情報生產出正常的細胞而生病了；目前癌症的療法就是對症療法：開刀，化療，放療，若能夠活3-5年，就是成功的醫療，這是目前世界的醫療現狀。

因此，專家研究指出，研究細胞的營養是新的醫學。問題就是細胞的營養是什麼？依據分子矯正醫學的理論，人生病的原因是：1）體內缺氧，2）營養不均衡，每天要由食物攝取46種人體必需營養素，就可以營養均衡不生病。那麼前面介紹的被譽為人類精美的原生態食物：硒鍺鉻鋅液態海水螺旋藻，它的功能是超越了分子矯正醫學理論的食物，達到「藥食同源」，「食物既是醫藥」=食物藥 Food Medicine=營養製劑 Nutraceutical的理想，就是人類細胞最好的營養素來源了。

C-28 動物和人自然死亡的原因是營養不均衡

去年擎天崗的水牛一年內連續暴斃50隻，引起大家的注意，但是找不到原因，其實擎天崗的水牛真正暴斃的原因是缺乏礦物質。說明如下：

地球上含有104種礦物質元素，創造出萬物：人，動物和植物，因此世界衛生組織說，人和動物都需要104種礦物質元素。因此每天攝取含有自然界84種礦物質元素的喜馬拉雅山岩鹽（玫瑰鹽），是養生好方法。

　　一位美國的瓦立克獸醫在聖路易士動物園負責解剖園中自然死亡的動物，12年中，一共作了17500次，454種動物的解剖及3000次人體的解剖，結果發現：動物和人自然死亡的原因是營養不均衡。

　　請大家再參閱前面吃富硒富鍺產品的第一個見證：A-6-1吃硒鍺米，體力恢復了。樓上7樓的楊太太，她去年73歲，她的先生88歲，以前是海軍當陽艦的艦長退休，大約半年前她的先生早上不能起床，每天只能躺在床上，沒有力氣；她忽然想到前日我們大樓開會時，Winco有送給每一戶1包硒鍺米，她聽我說我的硒鍺米不錯，早餐就煮硒鍺白米粥給楊先生吃，沒有想到第三天吃了第3碗硒鍺白米粥後，楊先生就可以起床了，可以自己走路上廁所了，這樣她照顧楊先生也輕鬆多了。

　　楊太太對Winco說，他先生早上不能起床，每天只能躺在床上，沒有力氣，眼睛也張不開，已經有一段的時間，說起來應該離壽終正寢不遠了。其實這個現象就跟以上擎天崗的水牛暴斃的原因一樣，都是日常的飲食，長期缺乏

微量礦物質營養素等細胞的原料。我們看擎天崗的水牛每天吃草吃得飽飽的，其實人類不知道這一片草地的礦物質營養素不足，以上楊艦長老先生雖然也是每天吃得飽飽的，但是也是礦物質營養素不足，因此都面臨了死亡，但是楊艦長老先生運氣好，正好吃到硒鍺白米粥，攝取到人體需要的微量元素而恢復體力；美國的瓦立克獸醫說：動物和人自然死亡的原因是營養不均衡。那麼前面介紹的被譽為人類精美的原生態食物：硒鍺鉻鋅液態海水螺旋藻，它的功能是超越了分子矯正醫學理論的食物，達到「藥食同源」，「食物既是醫藥」=食物藥 Food Medicine= 營養製劑 Nutraceutical的理想，就是人類細胞最好的營養素原料的來源了。

現在中國政府非常進步，大力推行大健康產業的醫學要以營養食物取代藥物治療，日本政府也主張農業要種植功能性Functional的農作物，但是這些理論世界的農友看不懂啦，Winco在此呼籲世界的農友，趕快種植富硒富鍺的有機農作物：硒鍺米，硒鍺茶，硒鍺蔬菜，硒鍺水果 就是了，那麼「藥食同源」，「食物既是醫藥」=食物藥 Food Medicine = 營養製劑 Nutraceutical的日子就到了。

C-29 農業 與 硒鍺鉻鋅液態海水螺旋藻

　　以上二者的關係非常密切。因為硒鍺鉻鋅液態海水螺旋藻的培養液含有非常豐富的礦物質：硒，鍺，鈣，鉀，鎂；鉻，鋅，鐵，銅，錳；鉬，鈷，碘……等84種的岩鹽礦物質，而以上硒鍺海水螺旋藻的培養液稀釋100倍就是各種農作物最好的有機功能性肥料；前面「Winco農法5.0」種植水稻的獨特技術就是在水稻田中讓螺旋藻自然生長，日本的專家說，螺旋藻含有生物生長促進因子，可以讓水稻的根部生長10倍；又說鍺元素可以使水稻開花時的授粉率提高，使水稻強壯得不會得病蟲害。

　　以上硒鍺海水螺旋藻的培養液將源源不絕，稀釋100倍，灌溉水稻，收成後就是硒鍺米；灌溉在茶園，收成後就是硒鍺茶；灌溉咖啡樹，收成後就是硒鍺咖啡；灌溉蔬菜，收成後就是硒鍺蔬菜；灌溉在果園，收成後就是硒鍺水果；以上Winco農法是現在進行式；前日宜蘭縣壯圍鄉的何信樂農友告訴Winco說，採用以上的硒鍺海水螺旋藻培養液在他的蔬菜農地做肥料，蔬菜非常的粉嫩，輕輕一折，就清脆的斷裂，何信樂農友有20年以上的農作經驗，若不是真正的好，是不輕易讚美別人的，現在他要再採用硒鍺海水螺旋藻培養液在他的溫室番茄做肥料，Winco對他說，採收後你的番茄就是硒鍺番茄，現在市場上番茄

那麼多，但是硒鍺番茄就是市場獨一，這是差異化的農產品，好吃又營養。 美國穆雷博士說，海水稀釋當灌溉水，番茄的維他命C多25%，而硒鍺海水螺旋藻的培養液當然比單純的海水營養素更好非常多。請大家再參閱前面硒元素，鍺元素的功能解說，硒元素是西藏冬蟲夏草的主要成分，鍺元素是韓國人參的主要成分；「非常有機」書上說，如果把菠菜種植在含硒的土壤上，那麼採收後含有硒的菠菜，就是很珍貴的「藥用菠菜」，那不就是醫療級食物嗎？日本醫學博士山口武津雄在《硒的臨床》書上說：硒和鍺並用的超群效果，聽說它的治癒率接近百分之百。因此，富硒富鍺的食物就是功能性食物Functional Food，也可以說就是一種營養製劑Nutraceutical，將在地球村遍地開花，改善世界人的健康。

功能性食物Functional Food正是目前日本政府主張農業未來的發展方向。

前日一位農友養雞約百隻，他給其中的10隻雞喝稀釋的硒鍺海水螺旋藻培養液，結果奇跡發生，前一陣子連續下雨1個多月，那10隻有喝稀釋硒鍺海水螺旋藻培養液的雞活得好好的，蹦蹦跳跳，非常健康，其餘的90多隻雞，不是感冒生病，就是死去，這個結果，Winco非常驚奇，大概是那10隻有喝稀釋硒鍺海水螺旋藻培養液的雞，也同時攝取到硒元素和鍺元素，就好像吃到冬蟲夏草與人參一

樣，提高雞的免疫力了，同時世界獨一無二的硒鍺雞蛋也誕生了。同理可知，其他的豬，牛，羊，鴨，貓，狗等動物，也可以喝稀釋硒鍺海水螺旋藻培養液，攝取到硒元素和鍺元素，提高動物的免疫力，不需要再濫打抗生素了。

C-30 食物藥 / 營養製劑 Nutraceutical 的時代　　　已經來臨

前日在網路看到中國央視報導，大健康產業將以營養食物代替藥物治療，但是只見專家在談理論，並沒有談到如何實現這個理論的做法。

以上「Winco農法5.0」將在地球村的連鎖農場遍地開花，以後全世界的人，每天都可以吃到富硒富鍺的食物：硒鍺米，硒鍺茶，硒鍺咖啡，硒鍺啤酒，硒鍺葡萄酒，硒鍺蔬菜，硒鍺水果，硒鍺植物肉及硒鍺海水螺旋藻，全世界的人就好像住在長壽村一樣，我們每天吃的食物，就是好像在吃超級天然食物的綜合維他命與礦物質營養素，大家都營養均衡活百二；食物藥/營養製劑Nutraceutical 以後將變成世界人日常的飲食，那麼本書的結論：醫療級食物的時代已經來臨，也可以這麼說：食物藥/營養製劑Nutraceutical 的時代已經來臨。

Winco希望本書出版後，能夠讓世界各國的農業相關人員相信硒元素鍺元素的功能性，因而帶動世界各國富硒富鍺 功能性的農作物快速普及化，改善世界人的健康。

　　有一位專家主張食物取代藥物，廚房取代藥房，農場取代藥廠，以上「Winco農法5.0」已經以理論與量產富硒富鍺 功能性食物的獨家技術辦到了，Winco已經實現了專家的願望了。

　　人類生存的目標：追求健康與長壽，據說人類的天壽約有150年，現在食物藥/營養製劑Nutraceutical 的時代已經來臨，那麼人類壽命120歲到150歲指日可待。Winco說人類壽命120歲到150歲決不是天方夜譚的故事。

C-31 分子矯正醫學理論的修正與實踐：
「萬病一藥」的理論

前面已經多次的介紹」分子矯正醫學」理論：

人類生病的原因是：

1）體內缺氧。

2）營養不均衡，每天要由食物攝取人體需要的46種必需營養素：

8種必需氨基酸+18種維他命+20種礦物質，就可以營養均衡不生病。

這個理論100%正確，但是很難做到，第一體內缺氧，請問如何「補氧」？

第二要每天由食物攝取46種必需營養素，那麼必需每天吃35種不同的食物，約20公斤，當然辦不到。又因為現代的農作物營養素不足，或前文C-8現代中藥的盲點，自然醫學主張以上的「分子矯正醫學」理論，非常難做到，幾乎人人都亞健康現象，因此自然醫學往往被主流醫學看不起，因為看不到明顯的效果。

現在，Winco提出超越「分子矯正醫學」理論的食物：

硒鍺鉻鋅液態海水螺旋藻，它的特點：「萬病一藥」的食物

1）細胞每天有3個「補氧」方式：

（1）含有活性葉綠素a吃進人體變成血紅素

（2）又含有吃的氧：有機鍺元素

（3）硒元素，抗氧化，可以還原被自由基氧化的紅血球，恢復輸氧能力

2）也能夠補充以上的46種必需營養素：

（8種必需氨基酸 ＋ 18種天然維他命 ＋ 84種的岩鹽礦物質）

以上人類精美的「原生態食物」：硒鍺鉻鋅液態海水螺旋藻，以「裸食」的方式，就是超級食物營養素/醫療級食物/食物藥，也是細胞所必需的營養，它是超越了「分子矯正醫學」理論的食物（食物藥/營養製劑Nutraceutical）。

現在，Winco提出「分子矯正醫學」理論的修正如下：

人類生病的原因與對策：

1）體內缺氧：

對策：

細胞每天有3個「補氧」方式：

（1）含有活性葉綠素a吃進人體變成血紅素

（2）又含有吃的氧：有機鍺元素

（3）硒元素，抗氧化，可以還原被自由基氧化的紅血球，恢復輸氧能力

2）營養不均衡：

對策：

每天攝取8種必需氨基酸 + 18種天然維他命 + 84種的岩鹽礦物質，及有機硒元素，有機鍺元素，就可以營養均衡不生病。

請大家參閱前面A-2-2為什麼人人要每天攝取「喜馬拉雅山」的結晶岩鹽？的解說，地殼的礦物質成分曲線與人體血液礦物質成分曲線是平行的關係，這是天生的自然法則，表示人類是由自然界104種的礦物質元素進化而來，因此，世界衛生組織說，人和動物都需要104種礦物質元素。而每天攝取含有84種礦物質元素的喜馬拉雅山岩鹽，是養生好方法。

因此原來「分子矯正醫學」理論主張的20種礦物質，不容易做到；Winco更正為84種岩鹽礦物質元素 +有機硒元素+ 有機鍺元素，非常容易做到，又符合世界衛生組織的主張：人和動物都需要104種礦物質元素。因為海水螺旋藻採用含有84種礦物質元素的喜馬拉雅山岩鹽3%還原常做海水，+ 硒元素 + 鍺元素 作為培養液，沒有現在海水的污染，當然培養出來的海水螺旋藻的氨基酸就與84種岩鹽礦物質元素 + 硒元素+ 鍺元素 螯合(Bio-chelating) 成有機的礦物質，人體容易吸收；同時將以上海水螺旋藻的培養液稀釋100倍當做農作物的灌溉水肥料，那麼農作物也就含有以上84種岩鹽礦物質元素+硒元素+ 鍺元素，人類吃了以上的

農作物，也就是非常容易實踐了以上Winco提出「分子矯正醫學」理論的新修正標準。

以上的海水螺旋藻含有60%的植物蛋白，8種必需氨基酸，18種維他命，及84種岩鹽礦物質元素，特別再添加硒鍺鉻鋅鉬鈷碘等微量元素在培養液中。

美國史丹福大學營養學教授 齊國立 說：

1公克螺旋藻的營養素是1公斤蔬菜水果營養素的總合。

現在，Winco提出「分子矯正醫學」理論的實踐方法：
由4個途徑來實踐：

1）前面提到超越「分子矯正醫學」理論的食物：硒鍺鉻鋅液態海水螺旋藻，要到美國的FDA申請藥品認證，其實也就是FDA對「分子矯正醫學」理論的正式認證。

2）Winco農法5.0，第二代有機蔬菜的理論，主張以含有84種礦物質元素的喜馬拉雅山岩鹽稀釋4000倍當灌溉水，就是實踐了以上每天攝取84種礦物質元素的新修正理論。

3）螺旋藻透明管密閉式自動養殖與自動採收系統，這是實現硒鍺鉻鋅液態海水 螺旋藻量產的方法，它的培養液稀釋100倍也是各種農作物的超級肥料，那麼富硒富鍺的超級農作物食物普及了，也就是實踐「分子矯正醫學」新修正理論普及的方法。

4) 在地球村連鎖農場 實踐了以上 2）Winco 農法 5.0，第二代及第三代有機蔬菜的理論，及 3）螺旋藻透明管密閉式自動養殖與自動採收系統，實現硒鍺鉻 鋅液態海水螺旋藻量產的方法，未來將普及全世界，改善世界人的健康，否則「分子矯正醫學」理論又將淪為空談，就是以前這個理論 100% 正確，但是很難做到。

以上「分子矯正醫學」理論的修正與實踐，可以真正實現它的理想：

營養均衡不生病；那麼也同時實現了地球村就是長壽村的理想，這是多麼美妙的幸福人生啊！以上Winco提出理論的新修正，也創造出符合這個新修正理論的醫療級食物，更跨領域創新，發明量產這些醫療級食物/食物藥Nutraceutical的方法，希望有益於世界人健康的改善，今後世界的人都營養均衡少生病，活百二到百五。

以上每天吃（實踐）超越「分子矯正醫學」理論的食物（食物藥/營養製劑Nutraceutical）：硒鍺鉻鋅液態海水螺旋藻，也同時實現了新修正「分子矯正醫學」理論的最高境界就是實現了「萬病一藥」的境界： 營養均衡不生病。

聽說「分子矯正醫學」理論自2007年的年會後就沒有新的論述了，以上是Winco 2022年提出「分子矯正醫學」理論的修正內容與實踐方法。

C-32 第四大 天方夜譚 的驚奇？

前文談到：三篇理論，三個逆轉，三大驚奇。也是三個天方夜譚的故事。

這是人類的偉大發現。

前面還說到幾個「逆轉」的例子：B-2-5智慧頌——開工廠不要錢，智慧就是錢。假如你的技術(生產系統，商業模式)證明是可行的，獨特的，賺錢的，那麼就可以在地球村開連鎖工廠，連鎖農場，以世界級的技術當地生產，就地供應，先賺加盟的權利金，幾年後再當地股票上市，做到「開工廠不要錢」的境界。我們看麥當勞，肯德基，星巴克咖啡，他們開世界連鎖店幾萬家，先賺加盟的權利金，需要錢嗎？他們不就是在賣他們成功賺錢的「獨特」商業模式嗎？

那麼，請問「開工廠不要錢」是天方夜譚的故事嗎？

我們可以舉一反三，吃飯不要錢！上電視廣告不要錢！當你成為世界知名人物的時候，你就達到這個境界了，例如你獲得什麼世界級的獎狀，大家都要搶著請你上高級餐廳吃飯，炫耀他與某一位大人物有來這家餐廳吃飯，光彩他們的知名度；電視臺的記者也搶著找你訪問，

增加收視率，這個時候你就成功做到「逆轉」：吃飯不要錢，上電視廣告不要錢了。以上都是「天方夜譚」的故事。

其實「吃飯不要錢」的最高境界就是股神巴菲特，你若要與他吃飯，你還要付高額的美金競標，出最高錢的人才有資格與他一起同桌吃飯呢！

現在各行各業競爭非常厲害，要混一口飯吃非常不容易，因此事業的經營往往借錢越來越多，Winco現在提出一個問題：第四大驚奇，讓大家動動大頭腦，借錢越來越多，可不可以：「逆轉」：存款越來越多？也請大家相信自己，努力充實自己，學習跨領域創新，相信自己一定可以「逆轉」自己的人生，創建自己的人生舞臺，每一個人都是老天爺最好的安排，每一個人都是老天爺創造的「獨特」天才。你要先相信，然後一定可以看見哦。

前面說跨領域創新的時代機會是什麼？就是世界級，百億級，這個時代充滿無限的可能，這個第四大驚奇就讓大家去傷腦筋吧。以上又是一個「天方夜譚」的故事，就等待大家去創造 喔。

老子說：禍兮福所倚，福兮禍所伏。禍與福 可以「逆轉」，因此借錢與存款也一定可以「逆轉」的。

C-33 智慧養生 活百二

以下是我們常聽到有關養生的話：

中醫說：上醫醫未病。最好的醫生就是自己，最好的藥物就是食物，最好的醫院就是廚房。有錢有健康叫資產，有錢無健康叫遺產。不花錢養生，則要花錢養醫生。95%的人病死，5%的人老死。專家說：人生之計在保健，保健之計在營養。

以上的話，我們都知道，問題就是怎麼做得到。我們現在的廚房，每天吃的食物，大都是營養素不足，因此製造細胞的營養素原料不足，當然就不能製造出健康的細胞而生病了；因為目前農業的盲點，沒有農藥就不能大量種植出農作物來，要種植出萬噸級的有機農作物給世界的人吃，目前是無解，大家天天都在吃農藥，因此現在每3個人就有一人得癌症，這是目前農業結構性的問題。

「Winco農法5.0」就是以上問題的解方。「Winco農法5.0」將在地球村的連鎖農場 遍地開花，以後全世界的人，每天都可以吃到富硒富鍺的有機功能性食物。醫療級食物的時代已經來臨，也可以這麼說：食物藥/營養製劑 Nutraceutical 的時代已經來臨。

Winco早期在我的部落格Winwinwyse的B2文章說：

智慧養生

營養均衡　七分飽
天天運動　放輕鬆
智慧整合　賺世界　（請看A-6）
富貴長青　活百二　（請看B-5）

　　本書的書名字前段「跨領域之創新農業」，就是提示大家如何「智慧整合 賺世界」；後段「醫療級食物的時代已經來臨」，就是希望大家如何「富貴長青 活百二」。那麼「Winco農法5.0」又是什麼東東呢？一句話說完，正是本書的名字：跨領域之創新農業——醫療級食物/食物藥Nutraceutical的時代已經來臨。

　　Winco寫作本書的目的，就是要讓大家知道，在人生的旅途中，如何贏在健康，營養均衡不生病，活百二；及告訴大家現在是AI人工智慧，5G，AR，VR，雲端，大數據，物聯網，元宇宙Metaverse的跨領域創新時代，我們以前一直認為「對」的傳統的老觀念與技術，也有被「逆轉」的可能，那麼請小心 我消滅你 與你無關 哦！

C-34 總結本書 Winco 提出 4 個跨領域創新的觀點

總結本書Winco提出4個跨領域創新的觀點：

1）Winco 是世界上第一個公開了「萬病一藥」的超級食物營養素 / 醫療級食物 / 食物藥 Nutraceutical：硒鍺鉻鋅液態海水螺旋藻對於人類健康養生的秘密，Winco 希望有益於世界人健康的改善。

2）發表「Winco 農法 5.0」，這是人類千年來農業創新的高科技自然農法。

　　解決4大危機：

　　（1）人類健康危機

　　（2）人類糧食危機

　　（3）農業勞力危機

　　（4）農業缺水危機

3）發表：分子矯正醫學理論的修正與實踐。每天吃（實踐）新修正「分子矯正醫學」理論的超級食物，將實現了它也就是「萬病一藥」的理論。希望有益於自然醫學之發展。

4）總結以上 3 點，Winco「預見」了「地球村就是長壽村」的來臨。

以上Winco發表2篇理論：

1）「Winco 農法 5.0」：

產品：硒鍺米

量產的方法：富硒富鍺有機稻米蔬菜自動彈性栽培系統平臺

2）分子矯正醫學理論的修正與實踐：

產品：超越分子矯正醫學理論的食物——

硒鍺鉻鋅液態海水螺旋藻

量產的方法：「密閉式」透明管螺旋藻自動養殖與自動採收系統

以上4個跨領域創新的觀點，有理論，有相對應的產品，更有量產該產品的專利技術與方法，對人類不就是一件偉大的功德嗎？因此絕對不是天方夜譚的理論喔！

管理專家彼得杜拉克說：

預測未來最好的辦法，就是自己創造未來。

The best way to predict the future is to create it.

依據以上4個跨領域創新的觀點，及序言中硒鍺先生跨領域創新 的架構示意圖：

Winco現在 預測未來：「地球村就是長壽村」的來臨。

假如「地球村就是長壽村」這個預言實現了，那將是多麼美好的世界啊！那麼醫療級食物/食物藥Nutraceutical

將成為長壽村人日常的飲食，長壽村的人都營養均衡少生病，長壽村的人活120-150歲將成為新常態，對現在的社會福利體系與醫療界上下游相關生態一系列的影響，將有不可思議的結果。那麼會有什麼轟轟烈烈「天方夜譚」的結果呢？例如：

C-1 三篇理論／三個逆轉／三大驚奇，第三篇理論：

　　醫療級食物/食物藥Nutraceutical的時代已經來臨。

　　「預見」第三個「逆轉」：如何病人越來越多，「逆轉」到病人越來越少。

C-9 現代中藥 與 46 種必需營養素 及 硒鍺鉻鋅液態海水螺旋藻：

　　推理出醫療級食物／食物藥 Nutraceutical：硒鍺鉻鋅液態海水螺旋藻 就達到「萬病一藥」的效果了。

C-21 公共食堂的來臨，退休基金一定破產，就發到 90 歲，凡是超過 90 歲的退休人員，就請大家每天到公共食堂吃飯吧！。

C-23 新冠肺炎 口服藥 與食物藥（營養製劑 Nutraceutical），Winco 推理出，顯然治療新冠肺炎的藥有 2 種選擇：

　　1）口服藥 ： 蛋白水解酶抑制劑。

　　2）食物藥/營養製劑Nutraceutical：硒鍺鉻鋅液態海水螺旋藻。

　　而食物藥／營養製劑 Nutraceutical 就是超級食物營養素，沒有副作用，你看大家會選擇哪一種呢？

以上的結果也是本書故事結束前最精彩的一段「天方夜譚」大結局，Winco也說不出完整的答案來，這一段精彩的「天方夜譚」大結局Winco將有請大家動動大頭腦去「推理」想像哦！！此時，Winco要特別聲明：這個時代充滿無限的可能，跨領域創新，逆轉：我消滅你，與你無關喔！！

　　《「ZERO to ONE」從0到1》的作者在書中說：打造有創意的獨占企業。

　　說白了就是企業要創造一個跨時代的偉大發明：產品，製造技術，商業模式或品牌，企業才能夠永續發展，前文B-4各種跨領域整合的創新，B-7跨領域未來的創新產品，B-8跨領域未來的創新技術，充滿了挑戰性的「天方譚」的「獨占」機會；在個人的工作崗位，要得到公司的重視，獲得高薪水，生活要活得舒服愉快，不也是要：打造有創意的「獨特」專長嗎？

　　本書故事是談4個領域的跨領域整合，談機械製造，農業，生物科技，營養學，最後結論談到自然醫學的最高境界：營養均衡不生病。Winco希望各位讀者在看完本書後，可以得到啟發，以上是Winco社會大學學習50年的工作經驗報告，分享大家，雖然學習的過程很辛苦，也很貴，但是無知的代價更高哦！Winco學習說故事，說出了

社會大學的一本「天方夜譚」的「推理」故事書，最後本故事的結局就是：

1）跨領域創新之時代已經來臨。

2）醫療級食物/食物藥Nutraceutical的時代已經來臨。

這個時代充滿無限的可能，追求「未知」比「已知」重要：

「已知」就是「現有標準」，「當代權威」；

「未知」就是「創建新標準」，「超越當代權威」。

大家共勉之。

本書 硒鍺先生 如何跨領域創新？如何健康養生？ 的「天方夜譚」的故事終於說完了。

謝謝大家。

Winco非常感謝有很多的專家前輩，寫了非常多的有關人體健康，養生與醫學的書，給Winco很大的啟發，人類的智慧，一代勝過一代，各個領域有各個領域的專家，Winco參考各個專家的書籍與觀點，結合這些年的工作經驗，寫了這本書分享大家，若有不對的地方，也請大家多多指教。

Winco寫作本書主要參考書籍如下：

1. Water & Salt　　　　　　　　　　Dr.Med. Barbara Hendel; Peter Ferreira
2. 螺旋藻的驚人療效　　　　　　　　自然醫學會會長 森下敬一
3. 螺旋藻　　　　　　　　　　　　　工學博士 黃堂慶云
4. 神秘的螺旋藻　　　　　　　　　　理學博士 中村浩
5. 螺旋藻──養殖原理、技術、應用　胡鴻鈞 鄭怡
6. 藍藻 人與行星　　　　　　　　　　MICHKA
7. 話說螺旋藻　　　　　　　　　　　繆堅人 溫永煌
8. 21世紀超級自然食物──藍綠藻的　吉莉安, 克理伯
　　健康革命
9. 微藻培養指南：生物技術與應用藻　{英}A. 理士曼 主編
　　類學
10. 海藻讓你遠離癌症　　　　　　　　潘懷宗 博士
11. 鍺可治癒現代病　　　　　　　　　醫學博士 丹羽芳男
12. 鍺可治癒現代病,續　　　　　　　醫學博士 丹羽芳男
13. 鍺是神奇的醫療礦物質　　　　　　大形郁夫
14. 鍺消除疼痛、引出自癒力　　　　　大形郁夫
15. 鍺(Ge) 驚人的效果　　　　　　　醫學博士 石恆健一

Winco 農法 5.0 跨領域之創新農業：
醫療級食物／食物藥 Nutraceutical 的時代已經來臨

作　者／許瑞雄
美術編輯／了凡製書坊
責任編輯／twohorses
企畫選書人／賈俊國

總 編 輯／賈俊國
副總編輯／蘇士尹
編　　輯／高懿萩
行銷企畫／張莉滎　蕭羽猜　黃欣

發 行 人／何飛鵬
法律顧問／元禾法律事務所王子文律師
出　　版／布克文化出版事業部
　　　　　台北市中山區民生東路二段 141 號 8 樓
　　　　　電話：(02)2500-7008　傳真：(02)2502-7676
　　　　　Email：sbooker.service@cite.com.tw
發　　行／英屬蓋曼群島商家庭傳媒股份有限公司城邦分公司
　　　　　台北市中山區民生東路二段 141 號 2 樓
　　　　　書虫客服服務專線：(02)2500-7718；2500-7719
　　　　　24 小時傳真專線：(02)2500-1990；2500-1991
　　　　　劃撥帳號：19863813；戶名：書虫股份有限公司
　　　　　讀者服務信箱：service@readingclub.com.tw
香港發行所／城邦（香港）出版集團有限公司
　　　　　香港灣仔駱克道 193 號東超商業中心 1 樓
　　　　　電話：+852-2508-6231　　傳真：+852-2578-9337
　　　　　Email：hkcite@biznetvigator.com
馬新發行所／城邦（馬新）出版集團 Cité (M) Sdn. Bhd.
　　　　　41, Jalan Radin Anum, Bandar Baru Sri Petaling,
　　　　　57000 Kuala Lumpur, Malaysia
　　　　　電話：+603- 9057-8822　　傳真：+603- 9057-6622
　　　　　Email：cite@cite.com.my
印　　刷／卡樂彩色製版印刷有限公司
初　　版／2022 年 12 月
定　　價／450 元
ＩＳＢＮ／978-626-7126-93-6
ＥＩＳＢＮ／9786267126967（EPUB）

城邦讀書花園　布克文化
www.cite.com.tw　www.sbooker.com.tw